目次

プロローグ　頭そだて、体そだて、心そだて

子どもを「頭」「体」「心」の三つの部分に分けるとすると、どの部分から優先的に育てたいと思うだろうか。「頭のいい子になってほしい」「体の丈夫な子になってほしい」「心の優しい子になってほしい」……それぞれ大切なことだ。優劣つけがたいかもしれない。もちろん、人それぞれ、いろいろな価値観があって構わない。

しかし順番を間違えてはいけない。まず何よりも最優先で育てなければいけないのは「体」だ。そしてそれは、単に昔から言われるように、「健全な精神は、健全な肉体に宿る」からではない。本書のタイトルにもある、「子どもと肌」という重要なテーマに入る前に、「頭」「体」「心」の三つの関係について、考察してみよう。

早期教育が「心」に与える影響

まず「頭」と「心」の関係について見てみよう。

ここでは「頭」というのは「頭脳」「知能」といった知的な活動のことを指すものとしよう。それに対して「心」というのは、「感情」や「意欲」のような情緒的な活動を指すものとする。

もちろん、子どもに知的な活動を促すことは大事である。だが、慎重にやらなければならない。特に近頃よく耳にする早期教育だ。早ければ早いほど良いとばかり、商業ベースであおる。一、二歳のころから英語を覚えさせたり、文学作品を読ませたりする。はたしてこれは子どもの「心」にとってはどういう影響を与えるのだろうか。

ここで子どもの「意欲」に注目すると、一、二歳の赤ん坊が、自ら英語を習いたいとか九九を覚えたいなどとは思うはずがない。この時期の子どもたちはみな、好奇心旺盛でいたずら盛りだ。「遊びたい」「いたずらしたい」といった気持ちに満ちあふれている。そういった欲求を満足させる前に、必要だからとばかり、大人のさせたいことを無理やり押し付けてしまうことはないだろうか。

「優秀」になっているか、といえば、確かに英語や九九などの「知識」は他の子どもに比べて早く身につくだろう。しかし、そのために遊びたい、体を動かしたいという自然な欲求を抑えすぎてしまうと、後々になって自発性の乏しい、やる気のない子どもになってしまうことになる。無気力・無反応や、引きこもりといった問題の原因の一つにもなっている。

あるいは、子どもの意欲を無視し続けたことにより、子どもが「お父さんが怖いから」とか「お母さんが誉めてくれるから」ということだけを判断基準に行動するようになると、人の顔色をうかがって行動することが習慣になってしまう。自分のしたいことや言いたいことを主張できず、人に喜ばれること、人と合わせることだけを考えて行動してしまうようになるのだ。

このような子どもは、一見、熱心に勉強しているようでも、自発的な意思でやっているわけではない。成長する過程で目的を見失い破綻し、「うつ病」や「燃えつき症候群」になる例も見受けられる。また人生の目的や生き方なども、自分で決めながら成長してきていないことが多いため、思春期や青年期になって自我が混乱して、心の病を発症することもある。「頭」と「心」の順位では、「心」が先ということをまず考えたほうがいいだろう。

知的活動を支える「体」

早期に知識を詰め込む学習の弊害は他にもある。

もともと知識というのは、まず目の前の具体的な事物に関する知識が身について、そこから抽象的な知識が発達していくものだ。スイスの心理学者、ピアジェ（一八九六―一九八〇）の観察では、七歳から十二歳くらいまでの時期は「具体的操作期」とよばれ、積み木などの目の前の具体的な事物の操作なしには、計算などの抽象的操作がうまくできない。しかし、それが十二歳以降の「形式的操作期」になると、目の前の事物がなくても抽象的な言葉や数字の操作ができるようになるのだという。

　ここで「頭」と「体」の関係に注目してみよう。

　ピアジェの観察からもわかるように、知識というものは、それが本当に生きた知識として身につくときには、必ず何らかの具体的で情緒的な事物の操作を通じての感覚・感動を伴うものである。目の前でおこった事実を通じて「そうなんだ！」と喜びで瞳を輝かせ、「おもしろい！」と興味が湧いて胸をときめかせ、「へぇー！」と息をのんで納得する。そのようなリアルな感情や感覚を伴って得た知識というのは、頭の中で単なる記号として蓄積されるのと違って、一生忘れることはないし、また生きた知識としていつでも引き出すことができる。

　たとえば花の名前を覚えるとしよう。このとき、図鑑で見た花の色や形と、花の名前とを、ただ対《つい》にして覚えたとしても、それは本当の生きた知識とはいえない。本物の花に手で触れてみて、匂いをかいで、その名前の由来を聞いて納得する。このとき必ず「ああ、そうなんだ」というある種の感覚が伴うだろう。そして本物の知識として定着するのだ。このような感覚を伴う知識というのは、無理して覚えたものではないので、自然に身につく。

　生きた知識を支える「感覚」というのは、まさに体のあらゆる部分で感じるものである。

こう考えていくと、体の感覚を豊かに育むことが知識を蓄えるためのいかに重要な基礎になっているかがわかるだろう。

このような具体的なものだけではなく、もうひとつ「暗黙裡の知識」というのもある。「人間ってこういう生き物なんだ」とか「世の中は……」といったような、経験の中で自ずと蓄積されて一般化された知識や考えだ。

たとえば「人間って本来は温かい存在なんだ」ということを知ることも、「知識」である。これは生まれてすぐに親との肌の接触を繰り返すことによって、徐々に形作られる。もちろん、小説を読んだりテレビを見たりするなかで身につく部分もある。しかし、「幼いころの肌の接触」といった感覚から作られる知識は、まさに身にじわじわと染み込んでくるもので、単に見たり読んだりした経験に比べると、その後の人生にとってはるかに大きな意味をもつ。そして知らず知らずのうちに、私たちの生き方や人間関係に大きな影響を与えているのである。

さらに、「体」というのは、知的活動という動的な部分にも密接に関連している。

生態心理学者の佐々木正人は一九八七年に、こんな研究をしている。[1] たとえば漢字の一部分を思い出そうとするときには、たいていの人は指を空中でいろいろと動かしながら思い出そうとするだろう。そこでその指の動きを妨害して動けないようにしてしまうと、想起率も悪くなるという。

また、ジェスチャーの研究では、人が話をする場面をコマ送りにして詳細に観察すると、口から言葉を発する直前に体の方が先に動いていることまでわかっている。

知的活動というのは頭の中だけで行なわれているように思われているが、実は体の動きと密接な関係があるのだ。だからこそ、頭だけを鍛えて体を置き去りにしてしまっては、知的活動もうまくいくはずはない。

こうしてみてみると、知的活動を支える体、というよりも、むしろ知的活動を導く体、という方が正確だろう。常に体を動かしながら考えることがいかに自然であり、また必要であるかがみてとれる。「頭」と「体」の順位は「体」が先であることがわかるだろう。

「皮膚」が感情を変える

では次に「心」と「体」の優先順位を考えてみよう。まず心はどのように発生しているのだろうか。

かつてアメリカの心理学者、ウイリアム・ジェームズ（一八四二─一九一〇）は、「我々は悲しいから泣くのではなく、泣くから悲しいのだ」との考えを主張した。[2] ほとんど同じ時期に、オランダの生理学者のカール・ランゲ（一八三四―一九〇〇）も同じことを言い出したので、[3]「ジェームズ＝ランゲ説」とよばれている。

常識的に考えると、私たちは「悲しいから泣く」し、「うれしいから笑う」。しかし彼らは逆の主張をした。人の感情が生まれるためは、まず内臓や筋肉のわずかな収縮が起こることが必要だと考えたのだ。そしてその変化が脳で知覚されて、それが感情を生む力となる。「泣く」という筋肉の運動や内臓での微細な変化が「悲しい」という感情を生み出す源になっているというわけだ。

この説に対してはその後、生理学者のキャノン（一八七一―一九四五）がいくつかの反証を示す実験結果を提出している[4]（一九二七年）。しかしこれによって完全に否定されたわけではなく、ジェームズ＝ランゲ説を支持する研究結果は現在でも提出されている。

常識に反するこの考え方にピンとこない人がいるかもしれない。ただ、悲しんで落ち込んでいるとき、恋人や友人からそっと肩をなでてもらう、といった経験をしたことがあるだろう。そのとき、何も言われたわけではないのに、その手の柔らかい温もりに励まされて元気が回復したことはないだろうか。皮膚から脳へのストレートな感覚が感情を変えたのだ。

この説を唱えたジェームズは、感情を生み出すのは内臓の変化であると主張したのだが、著者はむしろ皮膚感覚の変化であると考えている。

皮膚にはさまざまな機能があるが、最大のものは内臓的役割である。神経心理学者のアントニオ・ダマシオは、赤面したり顔面蒼白になったりするのは、センサーとしての皮膚ではなく、内臓としての皮膚のはたらきである、と言っている[5]（二〇〇〇年）。ダマシオによると、私たちの体は皮膚にある血管の太さを変えて体温を調節し、イオンの交換の仲立ちをすることで代謝を調節している、だから、皮膚は実質的に身体最大の内臓である、というのだ。

ジェームズとダマシオの主張を合わせて考えると、感情を生み出すのが内臓の変化であるのだとすれば、内臓そのものが感情を変える部分よりも、内蔵としての皮膚が感情を変える部分の方が遥かに大きいということになる。

さらに、『内臓が生みだす心』（日本放送出版協会）という斬新な本を書いた生理学者の西原克成は、心肺移植患者の例や、動物の臓器移植の実験から、人間が思考や感情を生み出すのは脳ではなく腸などの内臓と皮膚・体壁系であると考えた[6]。そして思考や精神の源は、体壁系に存在するのだと結論づけている。脳はその活動の単なる表われにすぎず、感情（心）より先に体のはたらきがあると考えられるのである。

こうしてみてみると、体の持つ「感じる力」、すなわち身体感覚・皮膚感覚というのは、豊かな心を育むためには不可欠だということがわかるだろう。

体が自由だと、心も自由に

体そだての重要性を子どもたち自身が具体的に示してくれた研究結果がある。

子どもは、「はいはい」などの身体の移動ができるようになるころから、好奇心や探索心が強く現われてきて、さかんにいたずらをするようになる。二歳ごろからは「第一次反抗期」が現われるようになり、親の言うことをすんなりとは聞かなくなる。

教育学者の汐見稔幸は、自主性が高く、何でも自分から進んでやる四、五歳の子どもについて調べた。[7] 幼稚園や保育園で教師や保育士に、四、五歳児クラスで自主性の豊かな子どもをピックアップしてもらい、その子どもたちが赤ん坊のときの生育記録をもってきてもらった。

調べてみると、自主性の高い子どもたちは、一歳児のころに、かなりおおらかにいたずら行動を許容してもらっていた、という共通点があったという。

赤ん坊というのは立って自由に歩けるようになると、今まで見ていた親の行動の中で、自分も同じようにやりたいなと思っていたことに、どんどんチャレンジするようになる。一見すると単なるいたずらをしているようにしか思えない行為でも、子どもの側からすれば、今までできなかったことができるのが嬉しくて、それを自分で何度も確かめているのである。

クレヨンで部屋中落書きをしたり、外で走り回って泥だらけになって帰ってくる。これらの行動は、大人の側からすれば枠からはみ出した行動かもしれない。なるべくならいたずらをしないでほしいし、素直に親の言うことを聞いてほしいと思うだろう。

こんなとき、頭ごなしに「ダメ！」と叱ってしまいがちであるが、少し待って、考えてみてほしい。この「枠からはみ出している」ということは、あくまで大人の側からみた論理である。

親から頭ごなしに否定されると、子どもは自分の「やりたい」という感情を、どうやって処理していいかわからなくなってしまう。我慢させると我慢強い子になるわけではない。自発的に湧いてくる好奇心や有能感を存分に満たしてあげないと、子どもはかえって欲求不満になってしまうのだ。

こうなると、その欲求不満を無意識の領域に抑圧して、意識にのぼってこないようにしてしまう子も出てくる。そしてそれが続くと、次第に自分の欲求が何なのか、自分が感じていることが何なのかすらわからなくなってきてしまう。自分で自分の心がわからなくなってしまうのだ。

このようなことを避けるためにも、幼いうちは、できるだけ許容範囲を大きくとって、子どもを中心にした枠を決めて、その中で自由に遊ばせてあげるのが理想である。

あくまで「子どもを中心とした枠」である。ある程度は部屋のものをひっくり返したり、障子に穴をあけても構わない。大事なものや危険なもの以外はひっくり返したり傷つけたりしてもいい。

そのような大らかなルールの中で、存分にいたずら心を満足できた子どもというのは、その後も自発的に行動し、前向きに生きていくことができる。自分の欲求や感じていることが敏感にわかるということは、非常に大切なことなのだ。

このように、体を自由にさせてもらっていると、心も自由に動く。そして心が自由だと、体もまた自由に動く。すると相手の感じていることも敏感に感じとれるようになる。それと同時に、「自由に遊ばせてもらったんだから、それ以上はお母さんを困らせてはいけないな」という思いやりの心を発達させることにもつながるのである。

心とは、体験した「物語」

ところで、ここまで「心」と簡単に繰り返してきたが、「心」とはいったい何なのだろうか。「心」はいったいどのように形成されるのだろうか。

前出の教育学者の汐見稔幸は次のように述べている。

たとえば夜、高い熱を出した子どもが、怖い夢を見て、不安で眠れなくなったとする。そのとき、母親がずっと手を握っていてくれたので安心して寝ることができた、という体験をするとしよう。このとき子どもは、怖い夢を見てもお母さんがそばにいて手を握っていてくれたから大丈夫だという「物語」を創造することになる。するとその子は将来、同じことを友達にもしてあげるかもしれない。それを他の人が見ると「あの子は優しい子だね」ということになる。

このように、自分が体験したことから、これは嬉しかった、これは嫌だった、などということを、教訓的な物語にするという形で蓄えたもの、あるいはそれらがたくさん集まってもう少し大きな物語になったもの、それが「心」だというのである。心はさまざまな体験の結果として、あとから生じてくるものなのだ。

実際、「心」は大事だと思うけれど、「心」を育てるには何をどうしたらよいのかわかりにくい。しかし「心」は体験の結果生じるものだと考えれば、「心」を育てるためには、じつはさまざまな体験を豊かに感じとることができる「体」を育むことが大切だということが分かるだろう。

何でも体を使って確かめたくてたまらないような意欲あふれる体、小さな違いでも見分けられるような感性豊かな体。体というのは、想像以上に素晴らしい能力を秘めている。それを生かすも殺すも、小さいころからの体そだてにかかっている。

体を育てるといっても、別に腹筋運動や腕立て伏せをして筋肉を鍛えようといっているわけではない。あるいは栄養を十分に摂《と》らせて丈夫な体格を作ろうといっているのでもない。毎日の生活の中で自然に体の感覚に耳を傾ける練習をしてみるのである。

歩き始めた子どもであれば、すぐに車やベビーカーに乗せずに、一緒に歩かせてみる。自分はどのくらい歩くと疲れるのか、実感として体で覚えさせるのもよいだろう。少し成長したら、自然の中で自由に探索させてみる。バッタを捕まえようと息を潜めて近づく。一気に息を吐き出しながらとびかかる。捕まえた喜びでホッと息を吐く……こうして豊かな呼吸が身についてゆく。こういう経験を積むと、少しずつ豊かな感性をもった、しなやかな体が作られてくるのである。

そうすると、体の成長に伴って、いろいろなものを感じられる豊かな心が育まれる。するとさらに、何にでも好奇心をもって取り組みたくなり、やる気旺盛の行動が湧き出てくる。好奇心や行動力が旺盛になると、いやがうえにも「何でだろう?」「どうしたらいいだろう?」と自分で考える習慣がつく。すると自然に頭も発達する。

逆に身体感覚を無視して頭から発達させようと課題を与えるとどうなるか。限られたその課題に関しては成績は上がったようにみえるかもしれない。が、長い人生という視点でみた場合、そのような一時的な成績の向上にはほとんど意味がないだろう。その先の正解のない長い人生を、深い洞察力をもって見とおし、感性豊かな心をもって豊富な人間関係を築こうと思えば、基礎をしっかりと形作らなければいけないのだ。それには何よりもまず、体を作ることなのである。

このように考えてくると、「体」を豊かに育むことによって、結果として豊かでしなやかな「心」が育つ。そしてしなやかな感性をもった「心」から、「頭」が発達するという順番になるだろう。なんだ、あたり前のことか、と思われる読者の方もいらっしゃるかもしれない。ただ、それでは自然にしていればいいのか、というと、子どもをめぐる環境を考えれば、そうもいかない時代である。本書では、感性豊かな「体」を育むための原点が「肌」への接触であるということを基本理念として、様々な角度からそれを述べていきたい。

第1章　子どもの心は肌にある

1　肌感覚が「性格」になる

「肌が合う」とはどういうことか

私たちが普段、モノに触れたときに感じる不快な皮膚感覚には、どういったものがあるだろうか。たとえば「べとべと」「ぬるぬる」「ねちねち」などを思いつく。さらには「ざらざら」「とげとげ」「ちくちく」という痛みに関係する感覚もある。

反対に、好きな皮膚感覚といえば、「すべすべ」「さらさら」といった柔らかい毛布のような手触り、あるいは「ぽかぽか」「ぬくぬく」という温かさを表わす感覚などもあげられる。

これらの感覚は、ヒトがサルから進化する過程で、たとえば、腐った食べ物やトゲのある植物などは危険なものとして近づかないように認識し、逆に、柔らかい毛布のような心地よい感触は、母親の肌と類似した心地よい刺激として近づくように認識する、などして培ってきたのではないか、と推測することができる。

同じことを触覚でなく視覚で考えてみよう。見た目で好きなものは、「美しいもの」「きれいなもの」で、その反対の「醜いもの」「汚いもの」は嫌悪感をもよおす。前者はたとえば新鮮な果実や、健康な個体の特徴であり、後者は腐った食べ物や病気になった個体の性質である。

視覚的な好悪の判断基準は、その外見の美醜、それに対して触覚的な判断基準は、そのものがもつ性質、つまり内容や特性だということがわかる。

人の性格を皮膚感覚を用いた言葉で表現するときを考えても、嫌われる性格として「ねちねち」「べたべた」「とげとげ」「陰湿な」といった触覚による比喩で表わされることが多い。見た目だけでなく、人を中身で判断しようとするときに、私たちは皮膚感覚を言葉にしているのだ。

こうした感覚は、じつは人間関係では特に重要なことである。必ずしも相手に触れる必要はない。相手と話してみて相手の「気」のような雰囲気に触れると、何かしら感じるものである。もちろん、相手の肌に直接触れたり触れられたりすればより確実にわかる。

自分が相手に触れようとするときに、抵抗感はあったか、その手はどんな触れ方になったか、などを観察してみる。また相手に触れられたときはどう感じたであろうか。肌の感覚は、鍛えれば鍛えるほど敏感に、また確実に信頼できる手がかりになっていくものである。

そして、このような皮膚感覚から、「あの人とは肌が合わない」というような直感が生まれる。「この部屋は気づまりだ」とか「緊張した空気に包まれている」といった直感も、やはり肌で感じる性質のものなのである。

ところで、「肌が合う」と似た言葉に、「息が合う」というのもある。この二つはどこが違うのだろうか。

「息が合う」の場合は、何かを一緒にやってみて、相手とテンポや考え方が合うというときに使う言葉だろう。それに対して「肌が合う」の場合には、何かをする以前から、相手の雰囲気や印象から直感的に「合う - 合わない」を判断しているのではないだろうか。「生理的に嫌い」という言い方もできる。

同じように「鳥肌が立つほど嫌い」という言い方もある。

それは、相手の出している「気」のような雰囲気に触れて、肌が拒否反応を起こしているわけだ。その皮膚感覚が脳に伝わって「嫌いだ」と感じるのである。

それでは「息が合わない」ときと、「肌が合わない」ときとでは、どちらが本質的に合わないといえるだろうか。

息は自分で変えることができる。すなわち相手と「合わせる」ことができる。嫌な相手でも自分の息を変えて（表面的に）合わせることはできる。これが人間関係のコツというものだろう。自分の考え方や価値観までを合わせる必要はない。相手の息を感じてそれに合わせるようにするだけで、居心地の悪さは軽減するに違いない。

それに対して、「肌が合わない」というのはどうしようもない面がある。無理に「肌を合わせる」ことはできても、相手に対して嫌悪感が増すだけで、何の解決にもならない。

肌の境界感覚の強い人、弱い人

肌というのは体の内部と外部を隔てていると同時に、心理学的にみると自我という心の内部と外部をも隔てている。内部と外部が接する境界、つまりインターフェイスなのである。

精神分析の創始者であるフロイト（一八五六―一九三九）は、二十世紀の初頭にすでに、「自我は究極的には身体的な感覚、主として身体の表面に由来する感覚から生まれてくる」と述べている。

たとえば統合失調症（精神分裂病）の患者は、人の考えが自分の内部に侵入してきたり、自分の考えが他人に吸い取られたりする感覚をもつという。それは皮膚感覚が脆弱だからということになる。実際、ロールシャッハ・テスト（資料1－1参照）という心理検査で反応をみると、資料のような図版を見せたときに、統合失調症の患者はその表面の境界に穴や裂傷があいていると知覚したり、柔らかく透過性があるものとみる傾向があるようだ。かつてはこのような患者に、体を冷水に浸した包帯でぐるぐる巻きにして、身体の表面の境界感覚をしっかり認識させるような治療（パック療法）さえ行なわれていた時代もあった。

肌の境界感覚があまりに弱いと、人から影響を受けすぎて自分というものがなくなってしまう。たとえば、自分を主張したり表現することができず、常に他人に合わせることでよい子を演じ続ける「過剰適応」の行動になる。

逆に肌の境界感覚があまりに強すぎると、自他を隔てすぎてしまって自閉的、あるいは傍若無人な行動傾向が強まる。たとえば、境界感覚が強くてエネルギーが内に向かうと、「引きこもり」のような行動が現われ、逆にエネルギーが外に向かえば、電車内で平然と化粧をするような、傍若無人な行動が出てくる。

自他をしっかりと区別する感覚は確かに必要だ。だからといって、人と関わったときに自己中心的に、または唯我独尊のごとく振る舞うのも困りものだ。その場の空気を肌で感じて、周りと調和を保ちながら、同時に自分を出していくという感覚は大事なことだ。

資料1-1　ロールシャッハ・テストの一例

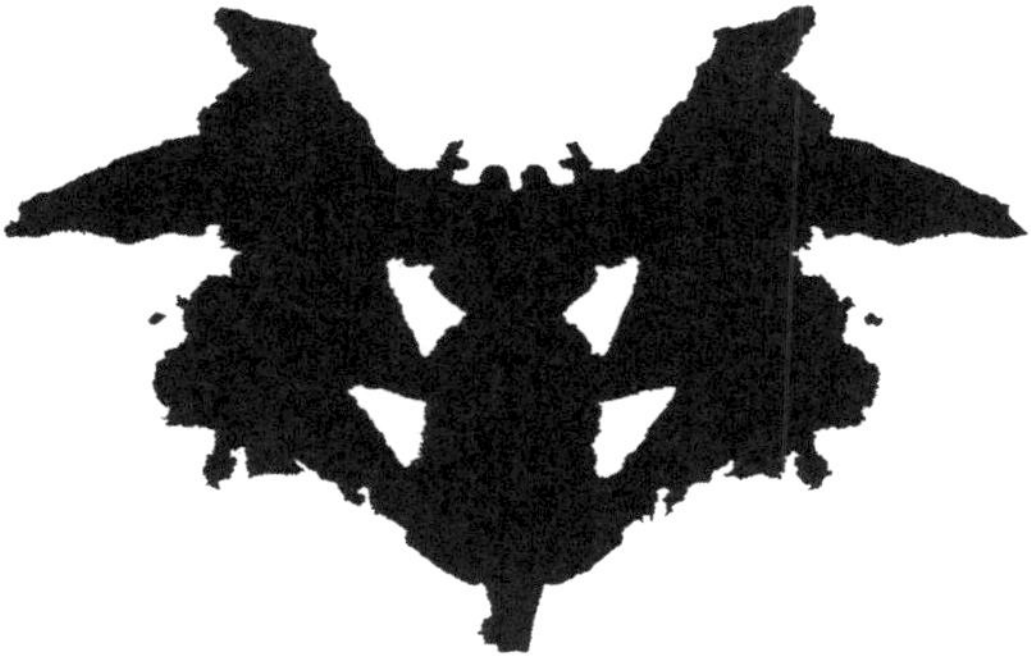

相手の気持ちや、その場の空気を肌で感じながら自己主張をできるような皮膚感覚が、人間関係の和を保ちながらも主体的に生きていくためには、不可欠になる。

インターフェイスの役割は、自己と外部とのやりとりをいかに円滑に行なうか、という点にある。たとえば、一つ一つの細胞レベルでは、インターフェイスとしての細胞膜は、内側と外側の浸透圧の違いを利用して必要なものを摂り入れ、不要なものを排出している。あるいは細胞同士の接触にしても、細胞膜を通して自分と他の細胞とのやり取りをうまくすることが、より大きな器官としてはたらくためには必要なのである。

細胞膜がうまくはたらかなくなったのが自己免疫疾患だ。自己と非自己を区別するインターフェイスの役割に異常が生じてしまうのだ。

誰かの肌と溶け合いたいという欲求

このような、インターフェイスとしての肌の役割を考えると、人間関係を考えるにあたって、肌がいかに重要な概念であるかがわかるだろう。

「皮膚‐自我」という画期的な書物を著したフランスの精神分析医、D・アンジューは、自我を皮膚と対比的に論じている[1]（一九八五年）。それによると、新生児の自我は「子宮内幻想」といって、母親と一体化し一枚の共通した皮膚（共通皮膚）をまとっているような状態であるという。これは母胎回帰の欲望であるが、単に子どもが母胎へ帰りたいだけでなく、子ども自身も身体に母親の姿を摂り込むという、相互的な包含の形をとるという。

やがてこの幻想は消え、幼児と母親を隔てる界面、つまりインターフェイスとしての自我が形成されるようになる。やがて成人して恋愛をすると、恋人たちは抱き合い、相手に包み込まれ、また相手を包み込むようになる。このような肌を通した包含関係こそが愛着の本質なのだ、と。

そして乳児期に母親が子どもの要求に十分に応えないと、赤ん坊は子宮内幻想に固着し自閉的な外被（甲羅のように分厚い皮膚）をもち、防衛的になり恋愛を拒否するようになるという。先に述べたインターフェイスとしての隔てる感覚が強くなりすぎるためである。

肌の接触には、融合と隔たりという二つの機能がある。母親が赤ん坊を抱いたりなでたり、恋人同士が抱き合ったりするときは、心も体もひとつに溶け合うような感覚を覚えるだろう。しかし完全に溶け合いたいという強い欲求は満たされることはない。肌の隔たり感がどうしても邪魔をするのだ。

また、肌への意識の向け方によっても違いがある。肌を接したときの相手の肌の感覚に意識を向ければ、それは相手を知ろうとする探索行動として肌の感覚は動き出す。しかし、肌のこちら側の感覚を意識するときは、相手に触れられている自分の境界としての皮膚が浮かび上がって、自分を意識することになる。

本章では、以上のような「肌の接触」という視点から、さまざまな人間関係についてみていこうと思う。まずは、その原形ともいえる親子関係から話をはじめよう。

2 「なでなで」されて育った子

触れない育児法

霊長類としてのヒトは、その先祖であるサルと同じように、触れ合うことで他者との関係を築いてきた。そして、サルの毛づくろいであるグルーミングにその姿の原形を見ることができるように、人と人が肌を触れ合うことは、良くも悪くも強い情動を伴うものであり、人類はそれを本能的ともいえるやり方で用いてきた。

ところが、文明が急激に発達した十九世紀ごろからは、人と人との触れ合いばかりでなく、親子の触れ合いまでもが薄らいでいった。それは近代化、すなわち合理化を目指す現代文明のしわ寄せが、育児にも訪れたからに他ならない。これまで重視されてきた、温かい愛情をたっぷりとかけることや、いつもそばにいて触れることは、非合理的なやり方だとして否定されるようになった。

二十世紀に入るとさらにこの傾向は強まった。アメリカの行動主義の先駆者である心理学者のワトソン（一八七八―一九五八）も、子どもに触れない育児法を推奨した。[2] 行動主義というのは、子どもを把握する上で手がかりになるのは行動のみであるという考え方をする。だから子どもの欲求や感情といった内面的なものは、まるで存在しないかのように切り捨てたのである。

彼が一九二八年に出版した本には、「子どもに抱っこやキスをしないこと。あなたの膝の上に座らせないこと。もしどうしてもキスする必要があるなら、おやすみ前に一度だけキスしてもよいでしょう。でも朝になって、おはようと言うときは握手にしなさい」と書かれている。子どもを機械やロボットのように扱い、両親は子どもに対して、愛や慈しみなど、情緒的なものは与えるべきではなく、理性的判断に基づいて接するべきである、と主張したのである。

しかし当時の母親たちにとって、かわいいわが子に触れないようにするのは大変な苦痛だった。子どもを抱っこしたり、キスしたりなでたりするのは、人間の本能ともいうべき自然な行為だからである。祖母や母親から教わる伝統的なやり方と、科学者が教えることとは明らかに矛盾していたため、多くの母親は混乱した。しかし、「子どもを抱いたりかわいがってはいけない」と権威ある医師や学者に言われれば、かわいいわが子に間違ったことはしたくない。辛くても、赤ん坊が泣いてミルクを求めても、決められた時間になるまでは子ども部屋のドアを閉めたまま放置してしまった。

さて、このような触れない育児法で育った子どもは、その後どうなっただろうか。五年から十年ほど経《た》つと、次第にその影響が現われはじめた。子どもを巡るさまざまな問題が、社会問題として浮かびあがってきたのである。

たとえば、アメリカの心理学者プレスコットは、不安や抑うつが非常に強く、また他人と良好な人間関係を築けない子や、感受性に乏しく、周囲のことに関心をもてないような子どもが増え、成長してからも多くの問題を次々に起こすようになってしまったと指摘している。(3)

もちろん、これらのすべての原因が行動主義に基づく育児法にあるといっているわけではない。しかし、心が最も成長するこの時期に触れられなかったことが、その後の心の問題に深く関わっていたであろうことは、これから示すデータでさらに明らかになるはずである。

日本の伝統は「べったり育児」

それでは日本ではどうだったのだろうかといえば、伝統的に「べったり育児」が行なわれていた。母子密着型の育児法だ。家事をするときもほとんどおんぶひもで背中に密着させていて、自分が抱けないときは必ずといってよいほど祖母が抱っこして世話をしていた。また夜はひとつの部屋に両親と子どもが「川」の字になって添い寝をしていた。当然母乳を、それも子どもの求めるままに与え、片時も離れることはなかった。

もっと昔の育児法をみてみると、さらに積極的なスキンシップをとっていたようだ。江戸時代までは「小児按摩《あんま》」といって、赤ん坊へのマッサージも日常的に行なわれていたようである。

そんな日本の伝統的な育児法も、明治から戦後にかけて欧米から入ってきた科学的育児法によって、非科学的であるとして否定されていった。赤ん坊が泣いても簡単に抱いてはいけない、放置しておくことで人間的な自立を促す、という前述したあの育児法に取って代わられたのである。

これに影響を受ける形で、日本でもこの時代に子育てをした人たちは、子どもに厳しく接することになったようだ。たとえば国立保健医療科学院の三砂ちづるは、興味深い研究を行なっている。(4) 埼玉県名栗《なぐり》村での、さまざまな年代の女性の子育てに関する調査である。

それによると、戦前に子育てをしていた現在八十代の女性と、戦後に子育てをした七十代の女性では、育て方がまったく違っていたのだ。

八十代の女性に聞くと、いつも子どもと肌をくっつけて子育てをしていたという。それに対して、七十代の女性は、肌をくっつけるような育児はしていないという。アメリカから入ってきた育児法にしたがって子育てをしていたのだ。こうして、七十代以下の女性たちは、母親から育児の仕方を教わる代わりに、育児書から学んだやり方で子どもに接するようになった。

三砂によると、この世代の人たちは、出産にしても授乳にしても、自分の体で何かをしたというような、インパクトの高い身体経験をほとんどしていないという。そのことで喪失された子育ての知恵は計り知れないだろう。

しかし、二十世紀の中ごろになってアメリカでこの流れが逆転したように、日本でも乳幼児に触れることの大切さが再認識されるようになってきた。たとえば、今やアメリカでも日本でもタッチケアやカンガルーケアというのが流行している。

タッチケアとは、赤ん坊の全身をオイルをつけて優しくマッサージするものだ。カンガルーケアは、母親が子どもを乳房の間に挟むように垂直に抱いて、肌と肌を合わせるような抱き方でスキンシップをとる方法である。

今日では、アメリカ、フランス、イギリスなど、どの国の育児書にも、身体的に親子が触れ合うことは、子どもの成長にとって欠かせないものだということが、例外なく強調されている。その理由は、抱くことが親子の絆を強めるだけでなく、子どもの心理的な安定感を促すからである。

抱っこされたり、母親からいろいろな世話を受けて、身体的にも心理的にも欲求を満たされた子どもというのは、かつていわれたように「わがままになる」ということはなく、逆に十分なスキンシップによって得た安心感が、自立して世の中を探求していくための基盤になると考えられるようになったのである。

子育てができないチンパンジー

愛情というのは、心にもともと備わっているもののように思われがちだが、じつは、肌に触れることによって、芽生えてくるという側面がある。

まずは、動物を例にとってみてみよう。朝日新聞二〇〇三年六月一四日付朝刊に、次のような印象深い記事が載っていた。

愛知県犬山市の京大霊長類研究所には、「天才」チンパンジーとして有名なアイ（二十六歳）がいる。このアイには三歳になる息子・アユムがいる。西アフリカで生まれたアイは一歳のとき日本にきて、人間に育てられた。九八年に最初の人工授精で出産したが死産だった。このときアイは産み落とした赤ん坊を見ると、キャッと叫んで飛びのいてしまったという。

そこで二年後、再び妊娠したときには、アイの研究パートナーの松沢哲郎が育児の練習をさせることを試みた。野生チンパンジーが子育てをする場面や、人間がテナガザルの赤ちゃんを抱いてかわいがる様子をアイに見せるようにした。またチンパンジーのぬいぐるみも抱かせた。

すると今度は、アイは出産したアユムを手で受け止めると、全身をきれいに舐めまわした。アユムは仮死状態で生まれたが、アイはアユムの口に指を入れて自発呼吸を促しさえしたという。十分もするとアユムは自分で呼吸をはじめるようになった。

また、抱き方がわからず、最初はアユムを逆さに抱いたり、腹と太ももの間に挟んだりしていたアイだが、アユムがむずがり嫌がるので、抱き方をいろいろ変えているうちに、次第に上手に抱けるようになってきた。抱いたときにたまたまアユムの頭が胸元にいき、アユムが乳首を探り当てたため、初めて授乳もできたそうだ。

同じ研究所のクロエ（二十二歳）もパン（十九歳）も、相次いで出産した。彼女たちも出産する前に同じように育児教育を受けていた。しかしクロエは、赤ん坊を産み落としたとたんに驚いて逃げてしまった。授乳も嫌がり、赤ん坊の頭を押し下げて乳首から離してしまう。赤ん坊がクロエの体毛にしっかりしがみついたときに、やっと抱き合うことができた。

一方のパンも赤ん坊を抱かず、赤ん坊が泣くと、口に指を入れて黙らせた。飼育係が赤ん坊を抱かせたり乳首を吸わせることで、ようやく育児ができるようになったという。

アイもクロエもパンも、出産しただけでは「母」にはなれなかったのである。赤ん坊の側から「しがみつく」「吸いつく」というはたらきかけと人間の介助があって、初めて「母性」が芽生えたのだ。

松沢は、「子育ては種族繁栄の基本的な行為なのに、本能に組み込まれていない。それは、子育ては子どもの個性に柔軟に対応してやる必要があるから、あらかじめ決められた一つの方法ではかえって不都合が生じるからかもしれない」と考えている。

一度抱くことができると、母親は子どもを片時も離そうとしない。母子の肌と肌の触れ合いであるスキンシップによって、はじめて母性が育つのである。

身体を触れ合うことによるこのような効果は、サルだけにみられるわけではない。たいていの哺乳類は、赤ん坊を出産するとすぐに全身をきれいに舐めて清める。そうすることで、赤ん坊の呼吸器官、そして胃や腸などの消化器官も刺激され、活発に活動をはじめるのである。それと同時に、舐めるという行為そのものにより母親にも母性が育つのだ。

動物に備わっている本能的な行動は、舐めたり触れたりすることだけであるが、それが自ずと母性を育てているのである。

母親も父親も早期接触が大事

ヒトの場合はどうだろう。出生後、新生児をすぐに母親と一緒にすることを、「母子同室制」(rooming-in) という。母子同室制の効果はさまざまな面から検討されている。

スウェーデンの研究では、無作為に母子同室制を行なった母親は、そうしなかった母親と比べて、育児に自信をもち、母親としての適性を実感し、わが子が泣くことに対して強い感受性をもっていることがわかった。また、タイやフィリピンでは、捨て子の多さが社会的な問題になっているが、出産直後の母親に母子同室制と早期の接触体験を導入すると、捨て子の数が有意に(偶然ではなく)減少するといった効果もみられた。

これは肌の接触による融合効果が表われたものである。子宮内で育んだわが子を体外へ産み出すと、多くの母親は喪失感を覚えるという。母親にとって赤ん坊の肌というのは、自己の内壁のようなものである。赤ん坊をまるで自分の身体の一部であるかのように感じるのだ。これを「間主観的な経験」という。わが子を他者として客観的に理解するのではなく、自分の主観的な感情を投影するように理解し、経験している、という意味である。早期に接触すればするほど、赤ん坊を間主観的に感じる割合は高いが、生後時間が経つに従って客観的にみるようになってしまうのだ。わが子の肌をまるで自分の肌のように感じるうちに赤ん坊に触れるからこそ、わが子を自分の一部であるように把握し、愛着がより確かなものになる。

同様の現象は父親にもみられる。父親にも生まれたばかりのわが子に触れたときに感じる強烈な情動体験がある。いわゆる「のめり込み」(engrossment) である。子どものかわいさのあまり夢中になって仕事も手につかなくなってしまったり、しばらくのあいだ我を忘れて興奮してしまったりする一方、父親としての自尊心が高まったりする現象である。これは、父親がわが子との絆を形成するために生じてくる特別な感情である。

実際に著者も、生後すぐのわが子を初めて抱き、その肌の温《ぬく》もりや重さをずっしりと両腕に感じたときに、嬉しさと同時に、生命の尊さ、一生大切に育てることの重責など、複雑な感情を強烈に感じたのを覚えている。

父親の早期接触の重要さについての研究もある。

スウェーデンにある二つの産科病院では、帝王切開後に子どもにすぐに触れさせるか否かで方針がそれぞれ異なっていた。それを利用して、出生直後に父親に新生児と触れさせた場合とそうでなかった場合の差について調べたわけである。

一方の父親群には早期接触が許されていたが、もう一方の群では、子どもは保育器に収容され、父親は子どもを見ることしかできなかった。三カ月後の遊戯の場面で父親の行動を調べてみると、早期接触群の父親は、非接触群の父親に比べて子どもによく触れており、抱き方についても、子どもの顔を自分の方に向けて抱いていることが多かったという。

このように父親にも、一般に考えられている以上に愛着を形成するための基盤が備わっているのである。だから里帰り出産をするなどして、父と子が早期に十分に接することができないと、父親は「わが子」の実感をもちにくくなってしまう。父親にとっても、子どもとの関わり方において、早期接触はとても重要なのである。

とはいえ、父親の場合は、自らの身体から産んだわけではないため、わが子に触れても自分の肌に触れたかのような感覚は乏しい。しかし早期に触れれば触れるほど、子どもへの愛着は強まるのである。

父親が「わが子」だという確信をもつというのは、決して知的な理解などではなく、身体感覚による実感によって以外にはあり得ない。そしてそれを確固たるものにするのは、触れることによる融合効果なのである。

ただし、このような感覚は、知的な理解とは異なり、一度身につけばよいというものではないのが欠点でもある。長期にわたって子どもと触れ合わないでいるうちに、わが子という実感が薄れ、愛情の輝きもくすんでくるかもしれない。だからこそ、常に触れ合うように心がけていなければならないのだ。

母子関係の三つのタイプ

さて、子どもがもう少し大きくなってからは、スキンシップの影響はどのように現われてくるのだろうか。

それは親への愛着の問題として現われるようだ。愛着というのは、もちろん誰かと安定した関係を築くことが望ましいわけだが、現実には必ずしもそううまくいかない。

アメリカの発達心理学者・エインスワースは、子どもが母親に対して、泣いたり笑顔を見せたり、後を追ったりといった愛着を求める行動を示したときに、母親がどのように反応するのかによって、母子関係を三つのタイプに分類した[5]（一九八三年）。

第一のタイプの母子関係の母親は、子どもの要求に即座に反応するタイプだ。このタイプの母親に育てられた子どもは、母親が自分の要求にすぐに反応してくれることがわかっているため、母親を安全基地として利用できるようになる。たとえ母親が視界から消えたとしても、またすぐに戻って来てくれると確信しているので、不安にならない。そしてさらに、そこから探索行動へと発展していくことができる。これを安定型とよぶ。

第二のタイプの母親は、子どもの要求にはなかなか反応しない。このタイプの母親に育てられた子どもは、不安におびえてよく泣く。そして母親の反応を信頼できず、少しでも母親が離れると分離不安を示し、母親から離れて探索に出かけることも少ない。これをアンビバレント型とよぶ。

第三のタイプの母親は、子どもの要求に拒否的に反応する。すると子どもの方は拒否される辛さをあらかじめ回避しようという防衛反応をおこして、母親と距離をとろうとする。これを回避型とよぶ。

なお、多くの母子関係を観察してみると、これら三つのタイプ、すなわち安定型、アンビバレント型、回避型の割合は、それぞれ六〇%、一九%、二一%だった。

さて驚くべきことに、これら三つの母子関係のタイプの影響というのは、子どもが成人してからも続き、対人関係にも現われることがわかってきた。

米国の発達心理学者、フィリップ・シェイヴァーとヘイザンが一九八五年に行った研究がある。(6) 彼らはデンヴァーに在住の六百二十人の市民と百八人の大学生にアンケートに答えてもらった。アンケートでは三つのタイプの得点を算出し、自分がどのタイプに分類されるかを判定した。

調査の結果、安定型に分類された人は、たとえば「他人と親しくなるのはたやすく、他人に頼ったり他人に頼られたりするのが好きだ」というように回答しており、全体の約五六％がこのタイプだった。アンビバレント型の人は、たとえば「他人は自分が望むほどには親しくしてくれない」「人に溶け込みたいが逃げられてしまう」などと回答し、彼らは二四％だった。さらに回避型の人は、たとえば「他人と親しくするのが嫌い。他人を完全には信頼できないし、他人に頼ることなどできない」と回答し、二〇％だった。

興味深いことに、これらの割合は、前述の三種類の母子関係のタイプの割合とほぼ一致している。幼児期の母親（もしくはそれに代わる人物）からのはたらきかけによる愛着のタイプは、成人後にまで影響を及ぼしているということがみてとれる。

恋愛パターンも乳幼児期に決まる

さらに興味深いことに、このことは後々の恋愛関係にもあてはまるようだ。

前述のアメリカのヘイザンとシェイヴァーは、成人の恋愛行動と、乳幼児期の愛着のパターンの類似点に注目し、表（資料1 - 2参照）に示した三つのアタッチメント（愛着）スタイルを考案し（安定型、アンビバレント型、回避型）、これらの中から、回答者の感情をもっともよく表わしているものを一つ、強制的に選択させた[7]（一九八七年）。

すると、安定型の人は、他者への信頼感が強いため、恋愛関係において幸福や安心感、親しさ、信頼などの感情を多く体験できることがわかった。また「愛情には消長があっても、いずれ恋愛が始まった当初の強さにまで高まるし、衰えないこともある」と考えていた。

アンビバレント型の人は、他者に両価的感情をもつため不安定になりやすく、相手の反応に敏感に左右される。相手に一目惚れしたり、のめり込んだり、また必要以上に嫉妬したりと、感情の起伏が激しいのがこの型の特徴だった。一方、回避型の人は、他者への不信感が強いため、他者の好意や関心を過小評価し、親密な関係をもつことに不安や恐れを抱きやすい傾向がみられた。そのため、初期には自分が恋愛に陥ったように感じても、本物の恋愛だと思うことは少ない、と答えていた。

資料1-2　3つのアタッチメント・スタイル

安定型

私は比較的容易に他者と親しくなれるし、人を頼ったり人から頼られたりすることも気楽にできる。自分が見捨てられるのではないかと心配することもないし、あまり親しくしてくる人に対し不安を覚えることもない。

アンビバレント型

私は、他者がいやいや私と親しくしてくれているのではないかと思うことがある。恋人が本当は私を愛していないのではないか、私と一緒にいたくないのではないかと心配になることがしばしばある。私は、他者と完全に一体になりたいと思うが、それがときどき結果的に相手を遠ざけてしまうことになる。

回避型

他者と親しくなることは、私には何となく重荷である。私は人を心から信頼したり頼りにしたりすることがなかなかできない。私は、誰かが必要以上に親しくしてきたり、恋人から私がちょうどよいと感じている以上に親しくなることを求められるとイライラしてしまう。

上記3つのうち、回答者の感情をもっともよく表しているものを選択させる。

親子の愛着のタイプが、成長してからの恋愛にまで影響する。こう考えると、子どもにとって、必要なときに親がそばにいて、要求にはできるだけすぐに応えてくれるということがどれだけ重要かがわかる。

子どもの気持ちに即座に応えていれば、子どもの中に基本的な信頼感が育まれる。そして将来にわたって人を信頼し、親密な関係を長く続けていくことにつながる。その後、たとえ他人から裏切られたりしても、また新たな関係を築いていける。そのような子どもは、自分の要求と他人への依存のバランスをうまくとることができるのだ。信頼に値する人とそうでない人とを見分けることもできるようになるだろう。

このように、人格の基礎となる要素は、私たちは幼いときにほぼ無意識のうちに身につけていくものであり、人や世の中の見方に大きな影響を与えているのである。

もちろん、幼少期の親子関係によって、その後のすべての対人能力が決まってしまうわけではなく、対人関係が変化、拡大するにつれて新しい関係を学んでいき、その感覚も修正されるものではあることを、補足しておく。

母とのスキンシップは依存的になるのを妨げる

ところで、対人関係への影響という点では、父親とのスキンシップのもたらす効果も見逃せない。著者の行なった研究を紹介してみよう。

まず、大学生を対象に、親への愛着のタイプを判定する心理テストを実施し、安定型、アンビバレント型、回避型のどのタイプに属するかを調査した。同時に彼らの父親と母親には、それぞれ、学生が子どものころどのようなスキンシップをしたかについて答えてもらった。

すると、おもしろいことがわかった。まず、母親とのスキンシップが多かった学生からみていくと、安定型になる傾向が高く、アンビバレント型にはなりにくいという結果が出た。

これは前にも述べたが、母親とのスキンシップが多かった子どもというのは、自分に自信をもち、他人のことを信頼して親しくなることが容易になるからである。

精神分析学者のエリクソン（一九〇二―一九九四）の言葉でいえば「基本的信頼感」を高めるのだ。この世に生まれてきてその存在を十分に受け入れてもらったため、自分の存在価値を感じられる。また、母親という最初の他者から温かく受け入れてもらったということで、「人というのは信頼できるものだ」という思いを強くする。

一方、父親とのスキンシップの結果は少し異なるものだった。父親とスキンシップを多くすると、母親のタイプにかかわらず、回避型になるのを防ぐ傾向がみられた。父親とのスキンシップが豊富であった学生の回答内容からは、人と協調して何かをしていく能力が伸ばされている傾向がうかがえたのである。

このように、母子のスキンシップと、父子のスキンシップの効果は異なっているようである。母親とのスキンシップは、前述のとおり、自分が受け入れられ大切にされているのだ、という自信を強め、その温かさから、「人は信頼できるものだ」、ということを肌で学んでいく。これに対し父親とのスキンシップは、世の中に意識を向け、人と協調して自分を出したり引っ込めたりするような社会性を伸ばすのだと思われる。

また、調査の中の、スキンシップの内容について詳しくみてみると、母子のスキンシップというのは、たとえば「抱っこをする」「添い寝をする」「母乳を与える」といったように、世話としてのスキンシップが多かった。それに対して父親とのスキンシップは、「スキンシップを用いた遊びをする」「泣いているとき抱きしめたり、頭をなでる」などの、コミュニケーションとしてのスキンシップが多かった。

ただし、これらの行動で、父親とのスキンシップが「多かった」といっても、母親と比べての差が小さかった、というだけで、実際には母親が行なっている割合の方がやはり多いのである。しかしそれでも、子どもに対する効果は確実に見うけられたのだ。父親とのスキンシップは、たとえ頻度は少なくても、子どもには母親とは違った影響を必ず与えるのだということが分かる。

こうしてみると、子どもの心がバランスよく成長するためには、両親のスキンシップはどちらも重要なのだといえる。

ところで、母子のスキンシップは「母子の一体感を強めるため、子どもを依存的にする」との批判的な解釈も時折耳にする。そこでこの仮説についても、少し詳しく調べてみた。先に述べたのと同様の方法で、大学生とその両親にアンケートに答えてもらったのだ。

すると、予想に反する結果が出てきた。研究の結果は仮説とは逆だったのだ。母子のスキンシップ量と子どもの依存性とは、負の相関を示していた。つまり、母親とのスキンシップは依存的になることを防いでいたのだ。この結果は統計的にも十分に意味のある数値が得られている。

母親とのスキンシップは依存を防ぐ。母親とのスキンシップを十分にしてもらえた子どもというのは、甘えの欲求もまた十分に満たされ、受け入れてもらえた安心感から自分に自信をもてるのである。だからこそ、他に依存せず自ら行動を起こすことができるのである。

3　スキンシップが脳を育む

主観的な触覚、客観的な触覚

次にスキンシップの効果のメカニズムについて解明していこうと思うのだが、その前に、スキンシップによって起こる「触覚」の持つ特徴を明確にするために、「視覚」と比べて考えてみよう。

視覚の特徴というのは、一言でいえば客観性にある。私たちが色やモノを認識するためには、まず色価や表面の肌理《きめ》といった客観的な物理的性質というのがあって、それを網膜上で検知することによって知覚されるわけである。

それに対して触覚というのは、主観と客観の両極性を備えている。皮膚の上で生じる主観的な成分が、対象の特性がもつ客観的な成分と不可避的に結びついているのである。

たとえば手の甲のように、モノに触れるときにはめったに使わない部位に羽毛で軽く触れてみる。するとほぼ純粋に主観的な触感覚を体験することができる。このとき、その感覚を引き起こした刺激源が何であるか、というモノへの客観的な認識へと私たちの注意は向かわない。しかし、モノの肌理の性質、たとえばざらざら、すべすべした感じ、などを探索しようとするとき、私たちの注意はモノに向かう。

このように触覚という感覚は、それを引き起こすモノとの関係において現われるため、主観的な感覚のみではなくモノへの客観的な心の構えが常に存在する。触覚では主観的な面と客観的な面のどちらか一方が優位になっているが、それでもその成分は常に交じり合って現われるのである。

触覚において主観性と客観性のどちらが優位に現われるかは、接触する身体部位によって決まるようだ。主観極が優位になるのは、モノを識別するためにはあまり使わないような部位（背中や胸、腹、手の甲など）である。これらの部位でモノに触れると、モノの性質を客観的に探索するというより、自分の皮膚の触覚を主観的に感じる程度が高まる。

一方、手のひらや指のような身体部位で触れると、モノの性質に注意が向くという客観極が優位になる。デヴィッド・カッツは、「硬さ、重さ、形、大きさ、鋭さは、対象のほうへと投影される。わたしたちが対象の中にそれを知覚するのであって、自分自身の体表に、それを知覚するのではない」と述べている(8)（一九九五年）。このとき、さらに対象に接触している手のひらや指を動かすことによって、より一層、客観化が促進される。動かさなければ対象の触覚的な特徴を取り込めないからである。

周囲のモノの色といった視覚的な特徴も、声や音といった聴覚的な特徴も、私たちに話しかけてくる。ところがたとえばモノの「手ざわり」といった触覚的な特徴は、私たちの方から話しかけない限り、押し黙ったままなのである。私たちが手や指を動かすことによってはじめて、モノの粗さ、滑らかさ、硬さといった特徴が生み出されるのである。私たちは触覚を生み出す創造者だとさえいえる。

人に触れるスキンシップというのは、脳の体性感覚の主観極と客観極を同時に覚醒させ、また運動システムも刺激しているため、脳を広範囲にわたって刺激しているのである。子どもは親から抱きしめられ、手を握られることで、触覚の主観極が刺激される。そして自分の方からも親にしがみつき手を握り返すことで、触覚の客観極を刺激し能動的に人を認識する力を養う。一方で親の側も、子どもに「触れ - 触れられる」という相互のやりとりによって、わが子への愛情が深まると同時に触れられる心地よさを味わう。このダイナミックな相互性こそが、スキンシップの醍醐味だといえる。

このような触覚の特異的な特徴を積極的に教育に生かした先達がフランスのルソー（一七一二―一七七八）とイタリアのモンテッソリ（一八七〇―一九五二）、そしてドイツのシュタイナー（一八六一―一九二五）である。彼らはたとえば、子どもに多彩な表面構造を教えるために、葉の感触によって植物を分類させたり、土の感触の違いを手で感じ分けたりするなど、豊富な触材を与えて訓練した。偉大な教育学者である彼らが、手や触覚の訓練を通して、職業訓練などではなく、人間性を養おうとしていたということを、もう一度見直してみる価値があると思う。

「露出した脳」としての肌

イヌやウマといった哺乳類は、赤ん坊を出産してまず初めに、赤ん坊の全身を舌で舐める。これは、前にも少し述べたが、赤ん坊の皮膚の表面についた羊水などを拭うのと同時に、赤ん坊の全身に舌で刺激を与えてマッサージをしているのだそうだ。赤ん坊の循環器系、消化器系、泌尿器系、免疫系、神経系、呼吸器系などあらゆるシステムを正常に作動させるために必要なことなのである。全身を舐められることで赤ん坊は正常に呼吸し、消化、排泄ができるようになる。

人間の場合は、母親は赤ん坊を舌で舐める代わりに、出産のときに子宮の中でマッサージしているのだという学者もいる。長時間続く陣痛による子宮の収縮が、胎児の全身に皮膚刺激を与える。すると胎児の皮膚の抹梢の感覚神経が刺激され、それが中枢神経に届き、自律神経系を経てさまざまな器官を刺激するという。ゆえに産道を通らずに帝王切開で生まれた子どもは、後に情緒不安定など、情動面での問題が生じる可能性が高いとの指摘さえある。

この早期の皮膚への接触が、いかに重要であるかについて、一九九五年に心理学者のシャンバーグは、ラットを用いた実験で確かめた。[9] ラットの赤ん坊を母親から離すと、赤ん坊の成長ホルモンや免疫システムを正常化するのに役立つオルニチン脱炭素酵素（ＯＤＣ）が約半分に低下してしまった。そしてＯＤＣの低下が原因で、心臓や肝臓その他の器官のはたらきが低下してしまうのであるが、母親のもとに戻してやると、それらは正常に機能しはじめるのだった。

その原因を探るため、シャンバーグらはラットの母親の行動を詳細に観察した。ラットは赤ん坊をあちこちに運んだり、舌で舐めたりしていた。そこで彼らはそれら一つ一つの母親の行動を人の手で実際に赤ん坊にやってみた。すると、舌で舐める行動を真似したとき（実際には絵の具の筆を濡らして赤ん坊をなでる）にだけ、ラットの赤ん坊はもとの状態に戻ったのだ。つまり、皮膚への柔らかい刺激が、身体の機能を正常にはたらかせることに役立っていたわけだ。

この結果はそのまま人の赤ん坊にもあてはまる。

新生児の皮膚は全体重の二〇％もの重さを有し、二五〇〇平方センチもの面積を占めている。また「皮膚は露出した脳である」といわれるように、体性感覚（触覚と温痛覚）は視覚や臭覚とは異なり直接脳を刺激していることになる。

たとえば、視覚の場合、外側膝状体《がいそくしつじょうたい》でモノの色やパターンの情報が処理されてから、視覚野（第一次視覚野から第三次視覚野まである）に情報が送られて初めて視覚が生まれる（資料1-3）。それに比べると皮膚の情報は単純な経路で脳に届き、認識や感情の中枢まで広

資料1-3　視覚が生まれる複雑な経路

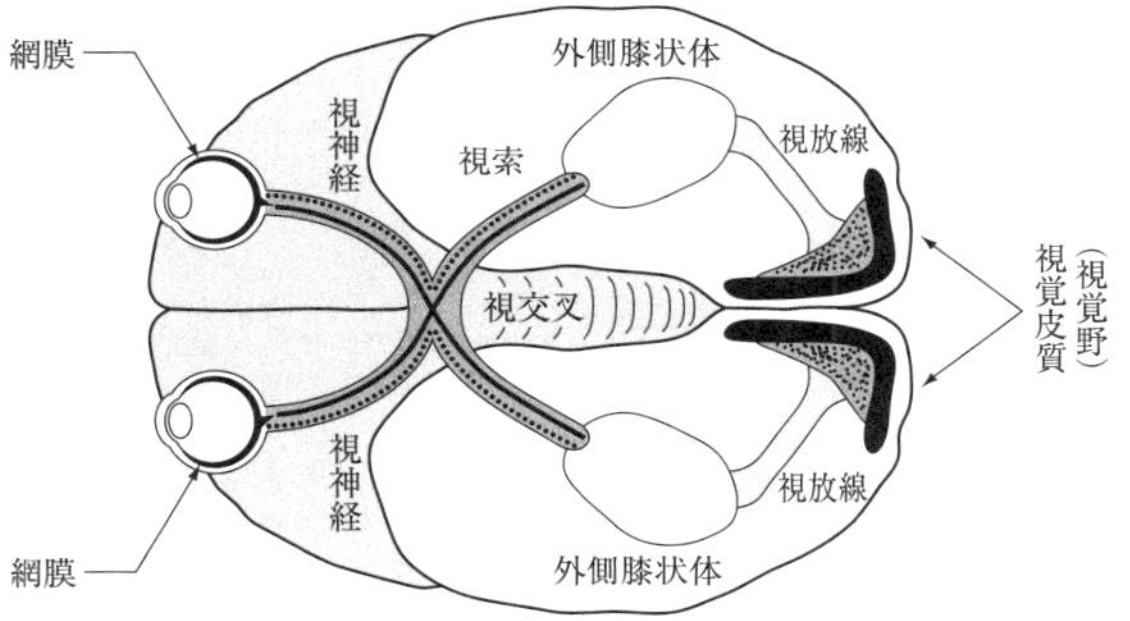

資料1-4　皮膚からの刺激が、脊髄を通って単純な経路で脳に達する

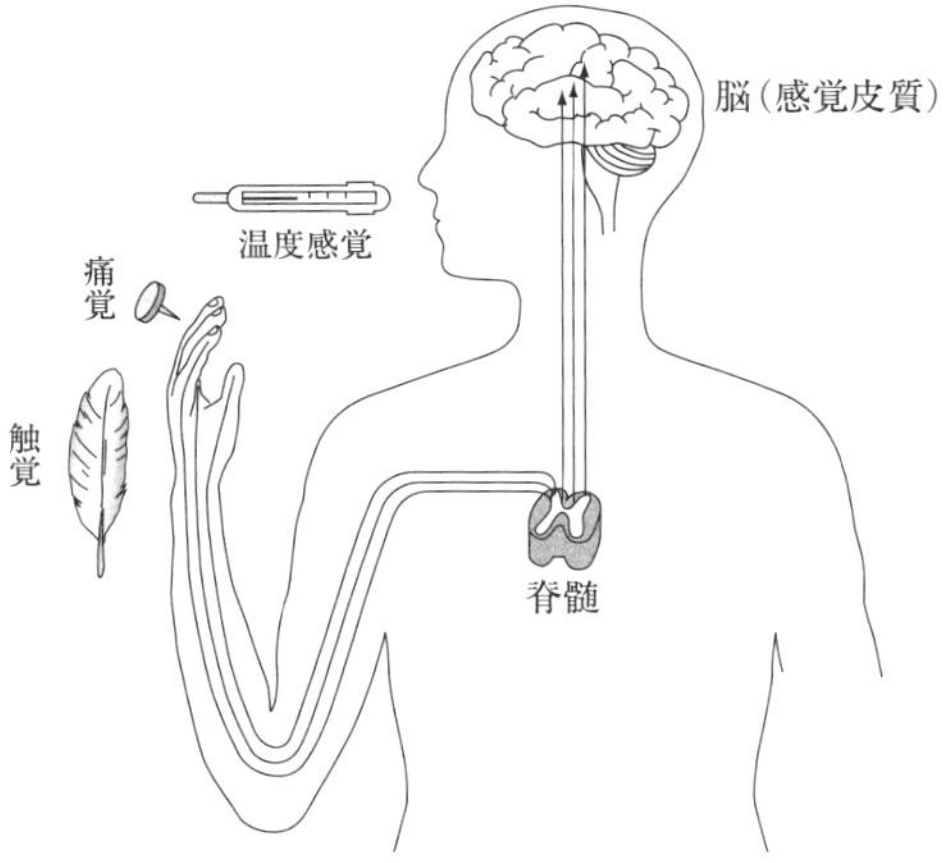

く刺激しているのである。(資料1-4)。

だからこそ、脳を育むためには、皮膚に直接刺激を与えるとよいのだといえるのである。

子どもの肌着とストレス

肌に触れることが脳にとってよいことであることは分かったが、刺激にもいろいろある。果たして、どのような刺激が好ましいのだろうか。

たとえば、皮膚に直接触れる肌着に着目して、みてみよう。

九州大学の綿貫茂貴らは、一九九九年に、三歳から五歳の幼児を対象に、次のような実験を行なった[10]。幼児に市販の肌着と、特別に二五%柔らかさを増したソフト肌着の両方を着てもらい、それぞれの場合の唾液と尿を採取して分析したのである。

まず、唾液分析の結果から、硬い肌着を着ると免疫機能が低下することがわかった。病原体への免疫成分である「免疫グロブリンA」が、市販肌着を着たときでは唾液一ミリグラムあたりの平均値で、一三九・四二マイクログラム(一マイクログラム=百万分の一グラム)であったのに対し、柔らか肌着だと一六四・七五マイクログラムと、二割以上も数値が上がったのである。免疫グロブリンAの増加は、簡単にいえば、病気に対する免疫力が高まることを意味する。

また、尿の分析からは、硬い肌着がストレスを増加させることがわかった。コルチゾールというストレスホルモンが、市販肌着だと尿一ミリグラムあたりの平均値で一一九・三四ナノグラム（一ナノグラム＝十億分の一グラム）分泌され、柔らか肌着だと九六・六九ナノグラムと、約二割も減少したのである。コルチゾールは、成長ホルモンの分泌を抑え、免疫機能を抑制させてしまうはたらきもあるホルモンである。

また、その他にも、硬い肌着は体温調節が正常にはたらかなくなるなど、自律神経系の活動にも悪影響を及ぼし、集中力の低下など脳の活動にもマイナスにはたらくという。実際に計算問題を解かせて比較してみると、着心地の良い肌着を着た被験者は、計算の能力がわずかながら向上する傾向がみられた。

肌着というのは、それを着た直後ならば柔らかさを感じるが、十分も経つと意識することはなくなる。ところがその刺激は、皮膚を通じて脳に影響を与え続けているのである。目に見えないわずかな着心地の悪さが、無意識のうちに脳に悪影響を与えていることになる。

触覚は脳が発達する過程で非常に重要な意味を持つため、脳のさまざまな部位の成長がほぼ完了する、特に新生児期から三歳までに、なるべく心地よい触刺激を与えることで、子どもの脳の機能の統合を促すことが重要である。

タッチケアの発見

皮膚への心地よい刺激を、さらに積極的に与える方法として、最近ではマッサージ（タッチケア）の効果が注目されはじめている。新生児や乳幼児へのタッチケアの効果と、その理由について、科学的な研究もなされている。そして、赤ん坊へのタッチケアを、より積極的に子育てに活用しようとする動きも出てきた。

その引き金になったのは、マイアミ大学の小児科医教授のティファニー・フィールドらの研究である[11]（一九九六年）。彼女は、赤ん坊にマッサージをすることの効果を、第九回小児科会議で報告した。

その内容は、未熟児で生まれた赤ん坊のうち、マッサージを受けたグループは、受けなかったグループに比べて明らかに体重が増加し、その増加率は三一％も高かった、というものである。接触によって迷走神経（主として胸腹部の内臓を支配する副交感性の神経）が刺激され、その活動性の増大により、インシュリンなどの食物吸収ホルモンが増加したからではないか、と考えられるという。

赤ん坊の皮膚に触れることが、これほど効果をもたらす背景には、次のような理由がある。皮膚は発生学的には、脳や中枢神経系と同じく外胚葉から形成され、その広い面積で外界からの刺激を知覚する。また、皮膚に分布している感覚受容器からの刺激は、脊髄から間脳を経て、大脳皮質に至り認知される一方で、大脳辺縁系、視床、視床下部、脳下垂体へと刺激が伝わる。これらの部分は、情動や自律神経系、免疫系、内分泌系に影響を与えることが、精神神経免疫学の発展によってわかってきた。従って、皮膚に接触して刺激を与えることは、心と体の両面に好ましい影響を与えることになるのである。

タッチケアの効果として、これまでにわかっていることはほかにもある。たとえば、生後三カ月の乳児に家庭で六カ月間のタッチケアを行なった場合に、その前後の乳児の状態を比べてみると、赤ん坊の社会性が高まり、認知・適応の能力も高まったという。また、調査の自由記述からうかがえたことだが、寝つきや夜泣きの改善、便秘の解消などの「身体の健康への効果」、情緒の安定や感情表出の活性化などの「心理的健康への効果」、アタッチメント（愛着）の形成など「母子関係の効果」……などなど、多方面にわたる効果も確認されている。

子宮内回帰の欲求を満たす

さて、次にスキンシップの心理的効果について、生まれたばかりの子どもの側に立って、考えてみよう。

出産というのは、赤ん坊にしてみれば、それまで十カ月あまりの長い間、ゆったりと浸っていた羊水から、突如として空中に放り出されるという出来事である。

羊水とは、いうまでもなく体温と同じ温かさの液体である。人の身体はその九割が液体であるゆえ、体温に近い温度の液体に身を浸すと、皮膚は水圧以外の刺激を受けない。そのため、皮膚の感覚はほとんど刺激されず、身体はどこまでも膨張したような感覚を覚える。

大人でも、体温に近い温泉にゆったりとつかっていると、身体の境界感覚が麻痺し、身体が膨張していくような心地よさを感じる。胎児は子宮内でそのようなゆったりした身体感覚を保っているはずなのである。

ところが、いったん母胎から産み出されてしまうと、もはやそのような極楽な環境ではなくなり、体温よりずっと低い温度の気体に包まれることになる。新生児は触覚が他の感覚に先んじて非常に発達しているうえに、気体により皮膚感覚がいやがうえにも刺激されるため、全身の皮膚が非常に敏感な状態になっている。だからこそ、母親にしっかりとしがみつくことで、あの極楽だった子宮内に回帰したいという思いを表わす。

そして、母親にしがみついたとき、母親からしっかりと抱かれることで、子宮内と同様の柔らかく心地よく、温かな肌の刺激を与えられ、子宮内回帰の欲求が満たされるのだ。

皮膚の欲求不満とADHD

スキンシップの効果を示した具体的なエピソードがある。

ある養護学級でボランティアとして子どもと接していたときのことだ。

小学校に入ったばかりのA君は、落ち着きがなく、自分の席にじっと座っていることができない子だった。すぐに隣の教室に行ってしまい、注意しても言うことを聞いてくれない。友達のものを隠したり髪の毛を引っ張ったり、叩いたりけんかをしたりを繰り返していた。

その子の母親と面接をしたところ、特に問題になる点は見当たらないように思われたが、よく話を聞いてみると、一度も添い寝をしたことがないという。母親が人から「添い寝をすると乳離れをしなくなる」と聞いたからだ。また、よい子に育てようとするあまり、よく叱ったり叩いたりもしてきたそうだ。

A君の行動の原因は、成長の過程で親との緊密な信頼関係を築けなかったことにあるのではないかと思われた。母親は息子をきちんと育てようとする思いが強く、叱ってばかりいて、甘えさせたり、信頼感を深めるようなことは、なにもしていなかったようだ。

このＡ君をある専門の小児精神科医に診てもらったところ、ＡＤＨＤ（Attention Deficit Hyperactivity Disorder）を疑われた。ＡＤＨＤとは日本語では「注意欠陥・多動障害」と訳され、最近ではかなり増えている障害である。

すでに御存知の方も多いだろう。注意力がなく多動で、手足をそわそわと動かし、椅子にじっと座っていることができず、歩き回ったり、物音などちょっとした刺激にすぐに気が散ってしまう。注意力がないので持ち物の整理整頓ができず、人の話も聞けない。

何らかの中枢神経系（つまり脳）の機能に問題があるのではないか、と考えられているが、まだ原因ははっきりとはわかっていない。

ＡＤＨＤは予備軍も含めると、かなりの数にのぼるという。Ａ君の場合、周りの人たちが、スキンシップを増やすなど心のこもったはたらきかけをするうちに、日に日に症状は良くなっていった。家でも、添い寝をしたり温かいスキンシップを増やしていくうちに、一年後にはすっかり症状はなくなったのである。

「問題行動がある」といわれる子どもたちに、スキンシップは本当に効果があるのか。著者自身も実験してみた。

まず保育園児約百名を対象に、各クラスの担任の保育士二名によって、クラス全員の望ましくない行動（友達とすぐにけんかをする、かんしゃくを起こしやすい、注意散漫であるなど）を評定してもらい、その得点が高い子どもを六名選んでもらった。そして選ばれた子どもたちを三名ずつの二つのグループに分けた。一つは実験群としてスキンシップを多くするグループ、もう一つは統制群として普段の遊びをするグループである。

実験群では、たとえば友達どうしで手をつないで輪になって踊ったり、補助員が肩や手によく触れる遊びを取り入れたりした。統制群では、同じ時間を室内でおもちゃや遊具を使って遊んだ。

これを週に一回一時間の割合で、三カ月間続けた。すると、実験群ではみるみるうちに行動が変化したのだ。資料１‐５を見てほしい。実験群では望ましくない行動が統計的にも意味のある幅で低減していたが、統制群ではこのような低下はみられなかった。

なぜこんなにも行動が変化したのだろうか。

ふだん友達とうまく遊べなかったり、衝動的になったりする子どもというのは、家で親に十分に甘えられなかったりスキンシップをしてもらえなかったりすることが多い。それで友

資料1-5　集団遊び前後での攻撃・妨害得点の変化
（実験群と統制群の比較）

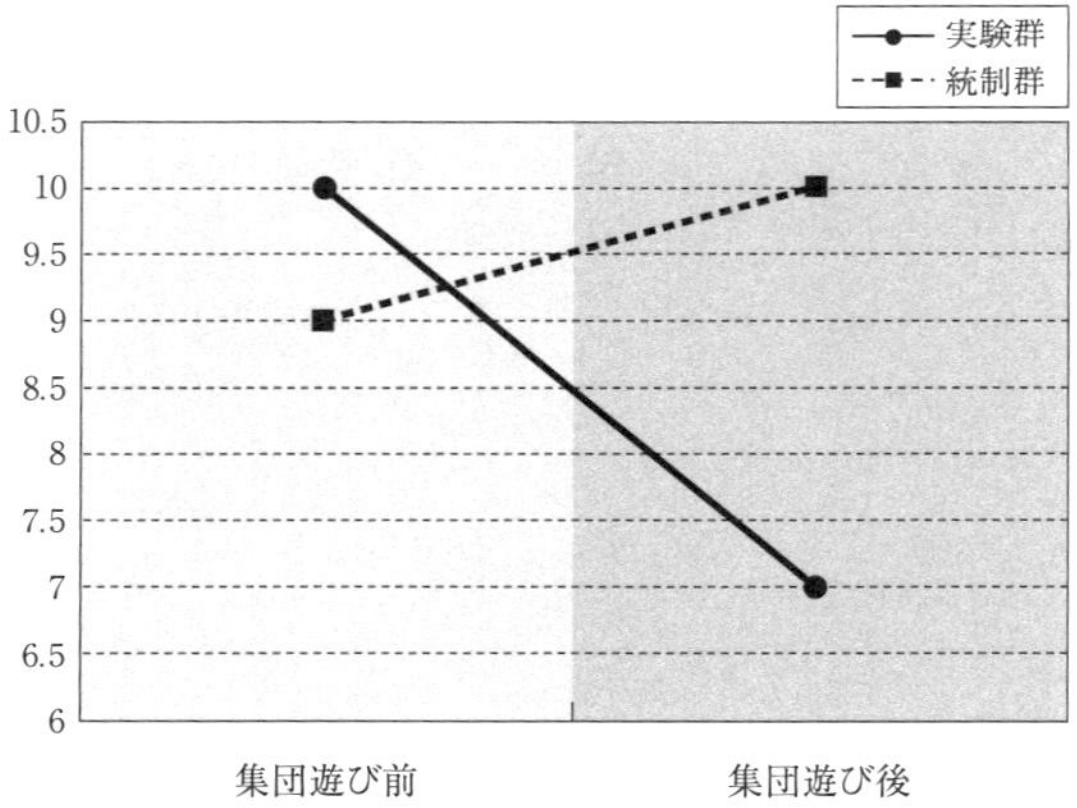

達に思いやりの心をもてなかったり、自己中心的な行動に走ってしまうようだ。皮膚レベルの欲求が満たされていないのである。皮膚の欲求不満が、生まれてからずっと続いていたに違いない。その不満を解消することによって、問題行動も著しく軽減されたのである。

実際に、自閉症児に「抱きしめ療法」を実践している精神科医もいる。スキンシップによる母子の愛着の回復をねらったもので、効果をあげている。

このスキンシップ不足の問題は、必ずしも実の親とでなくても、友達や他の大人と触れ合う体験ができれば、その欲求は満たされ、解決される。すると心も穏やかになってくるのである。

　乳児期に満たされることのなかった子宮内回帰のような欲求を、皮膚へのスキンシップで満たしてあげることによって、心理的問題が解決されることはよくあるのだ。そしてそれは、ここにあげたような幼少期だけではなく、成人してからでも効果を発揮することがあることも、付け加えておく。

４　「なでなで」が足りない子どもたち

サイレントベビーを作る親

　スキンシップ不足の子どもへの影響を調べるために著者が行なった、「サイレントベビー」に関する研究を紹介しよう。

　サイレントベビーとは、両親とスキンシップをしたり視線を合わせたりといったコミュニケーションが不足しているために、泣いて要求を表現したり感情表現をすることが少なくなった、いわゆる「おとなしすぎる赤ん坊」のことをいう。そしてサイレントベビーを生み出しているのが、わが子とコミュニケーションをとらない「サイレントマザー」である。

調査対象として、〇歳から五歳までの子どもをもつ母親百二十名に協力してもらった。母親にはふだん、子どもとどの程度のスキンシップをとっているかについて尋ね、子どもの性格や行動についても同時に尋ねた。

調査の結果、母親が子どもとスキンシップをとっているほど、子どもの衝動性が低かった。突発的にヒステリックに泣くことが少ない、かんしゃくをおこさない、落ち着いていることが多い……というように、情緒が安定しているのである。とくに母親が子どもをよく抱っこするほど、子どもの情緒が安定していることもわかった。

さらにそのような子どもは、母親とアイコンタクトをとることも多く、「いないいないばあ」などの身体を用いた遊びにもよく反応していた。スキンシップは子どもに情緒の安定をもたらし、身体レベルでのレスポンスをよくしていることがわかる。人間関係の基礎となる社会性を育てているといえよう。

それでは、子どもの社会性をより育てるスキンシップとは、どんなものだろうか。さらに分析してみると、安定性に関してはさきほどの「抱っこ」であったが、社会性に関しては、

「子どもと手をつなぐ」とか「接触遊びをたくさんする」などのスキンシップであった。わざわざべたべたするようなことはしなくても、日常のさりげない行動や遊びの中で、身体に触れる機会を増やしてあげるだけでいいのだ。

この研究から、スキンシップの種類によって子どもに与える影響は異なっていることもわかる。抱っこをしてあげることで肌の融合感が促され、子どもは自分が十分に受け入れられていることを肌で感じ、情緒が安定してくるようになる。また、普段のコミュニケーションの中でたくさん触れるようにすると、肌の隔たり感が刺激され子どもの身体レベルでのレスポンスがよくなり、社会性を育てることにつながるようだ。

触れられると「緊張する」大学生

幼少期のスキンシップの不足は、いつまで影響を及ぼしているだろうか。こんな研究をしてみた。

まずアンケートによって、大学生二百六十二名の中から、幼少期に両親とのスキンシップが多い、あるいは少ないと評価した者を、それぞれ十名ずつ選んで実験に参加してもらった。

実験では、同性の実験者が各々の被験者の腕と肩に触れ、被験者にはそのときの感じについて逐一答えてもらった。

すると、幼少期に両親からスキンシップを多く受けたと答えた者は、タッチされたときに相手に「親しみ」や「励まし」という肯定的な印象を抱いたのに対して、幼少期のスキンシップが少ないと答えた者は、同じタッチに対して「緊張した」といった否定的な評価をしたのである。

この結果は、「人が人と親密な関係を築き、社会的な絆を形成できるようになるためには、幼少期に養育者との十分なスキンシップが必要である」ということを示している。大人になってから、親しい友人や家族に気軽にタッチできる人とできない人がいる。この差の原因は実は幼少期の親子のスキンシップに起因しているのである。

さらに幼少期の親子のスキンシップは、その後のメンタルヘルス（心の健康）にまで影響を与えていることも、著者らの研究からわかってきた[12]。研究では、健常群（大学生）と心療内科の外来患者（抑うつや不安の高い患者）の間で、過去に両親から受けた身体接触量について発達段階別に比較してみた。その結果、資料1-6に示すように、心療内科の患者は、健常者よりも、幼少期に両親から触れられた身体接触量を少なかったと評価することがわかった。またその影響は女性の方が男性よりも強かった。

資料1-6　大学生と患者における両親からのスキンシップ量
（山口・山本・春木［2000］を基に作成）

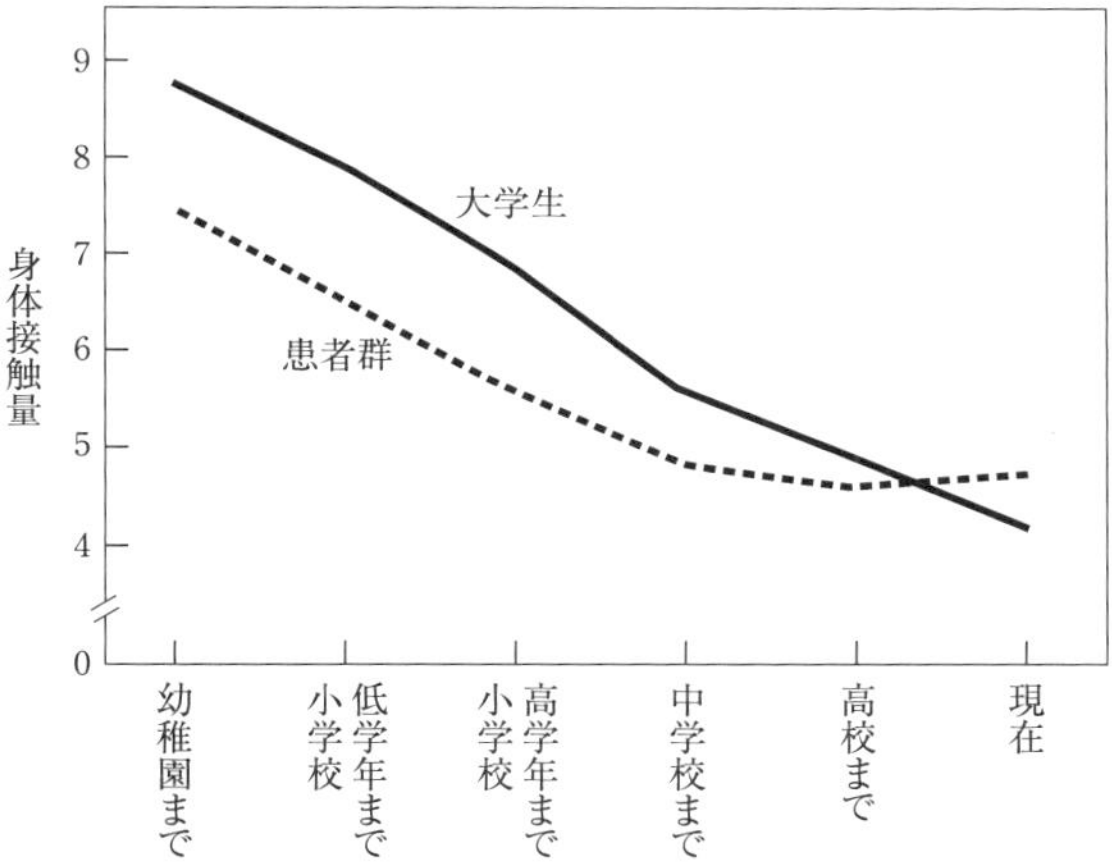

アメリカでも日本でも、男の子は早く自立させたいという親の願いの現われか、男性は女性よりも、幼少期から生涯にわたって両親から触れられる総量が少ないというデータがある。そのため、女性が両親から十分触れられなかったと思っていることは、男性の場合よりも、より深刻な影響を及ぼすのだと考えられる。

同様の調査を大学生を対象に再度行なってみた。今度は一般の大学生百五十四名を対象に、人間不信や自閉的傾向、自尊感情について調査した。その一方で、乳児期のスキンシップについては昔の記憶を客観的に評価するため、彼らの両親にアンケートをして答えてもらった。すると、乳児期に母親とのスキンシップが少なかった大学生は、多かった大学生よりも、人間不信や自閉的傾向が高く、また自尊感情が低いことがわかった。

こうしたことからもやはり、幼少期に両親からどれだけスキンシップを受けるかといった記憶は、たとえ意識されないにしても、身体には染み込んで残っており、将来にわたってその人の心に影響を及ぼし続けるといえるだろう。特に人への信頼感や自信といったものは、先の愛着に関する研究と同様の傾向を示していることがわかる。

スキンシップ不足と「キレる脳」の関係

次に著者は同様の方法で、乳児期の親子のスキンシップと思春期になってからの攻撃性、特に「キレる」という感情についての調査を行なった[13]。調査に協力してくれたのは高校生百六十三名とそれぞれの生徒の母親であった。

調査の内容は、子ども（高校生）には衝動的に攻撃する傾向について尋ねる一方で、母親に対しては子どもと乳児期にどれほどスキンシップをしたのか、について尋ねた。調査の結果、予想通り、乳児期に母親とスキンシップが不足していた子どもは、高校生になったときに衝動的に他者を攻撃する傾向、すなわち「キレやすい」傾向があることがわかった。（資

資料1-7　乳児期のスキンシップ量と攻撃性との関連

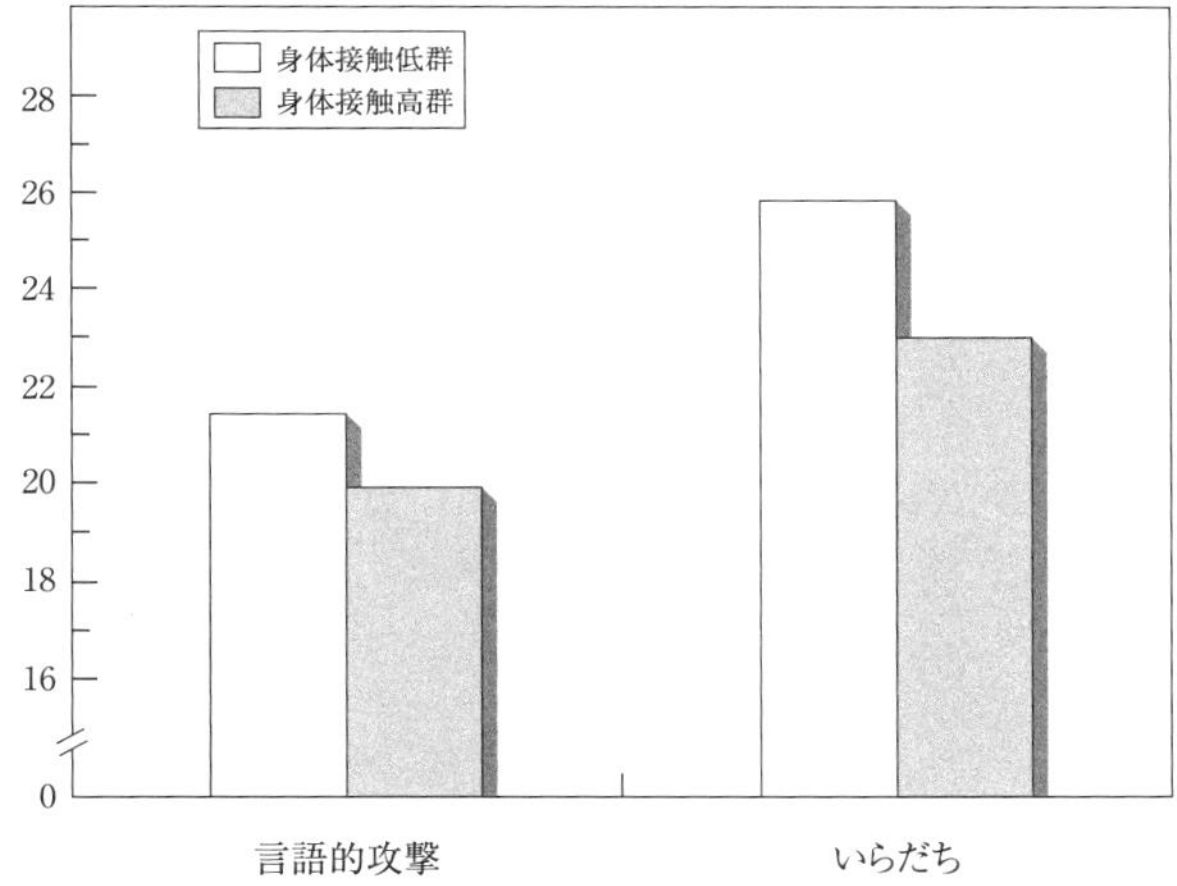

料1-7参照)。この調査は、「言語的な攻撃」に出やすい、というレベルの攻撃性と、普段からイライラして、攻撃的になりやすい、という二つのレベルを測定しているものではあるが、特に「いらだち」といった情緒不安定の傾向が、思春期になっても続いていることがわかるのである。

それでは、なぜそのようなことになるのだろうか。

一九七一年のことだが、アメリカの心理学者・プレスコットは、多くの非行少年たちへの調査から、「身体への接触や触れ合いの不足は、抑うつや自閉的な行動、多動、暴力、攻撃、性的逸脱などの感情の障害の原因になる。つまり、幼少期に感覚への刺激が不足していると、成人後にも感覚への刺激に依存するようになるのだ」と述べている。[14]

つまり、幼少期に五感への正常な刺激が不足すると、成人後もそれらの満たされなかった刺激を求めて行動する傾向が強くなるということだ。

たとえば、子どものころに皮膚感覚への刺激が不足していると、皮膚の感覚飢餓状態に陥り、大人になってからはそれを過剰に求めて、無意識のうちに皮膚感覚を刺激する行動に走らせてしまうことがあるようだ。体のさまざまな部位へのピアスや刺青、果てはリストカット（手首自傷症候群）にいたるまで、自分の体に傷をつけて感覚を呼び覚ます行為をすることが多い。

「キレる」というのが、「感情」をコントロールする脳の機能の異常だとすれば、乳幼児期からのその部分を刺激して育むスキンシップの不足が、「キレやすい脳をつくる」と考えるのが妥当だろう。

別の観点からみてみよう。世界の異なる文化で人々はどのくらい触れ合っているかを調査した、文化人類学者のマーガレット・ミード（一九〇一－一九七八）は、ニューギニアの二つの部族の子育ての仕方と彼らの性格を比べてみた。一方の部族の母親は赤ん坊を首から下げた小さな網に入れているため、赤ん坊は母親といつも肌を密着させていた。もう一方の部族では、母親は赤ん坊をバスケットに入れて運んでいたため、肌を触れ合うことはほとんどなかった。

さて、二つの部族の人々の性格はどうだっただろうか。前述の部族の人々は皆、穏やかで優しく、争い事など起こらなかった。それに比べると後述の部族の人々は、攻撃的で争い事が好きだということが分かった。

あるいは、イヌイット（エスキモー）は赤ん坊が生まれると、すぐに母親の背中におんぶされる。赤ん坊はトナカイの革でできたおむつをしている他は裸で、お腹は母親の背中と直接くっついているのだそうだ。イヌイットの赤ん坊はほとんど泣くことがないのだが、それは母親が皮膚を通して直接背中の赤ん坊の欲求を知るからだという。イヌイットは優しく穏和な民族であることもよく知られている。

このように、触れ合う度合いが大きい文化の人々ほど温厚で、暴力が少ない傾向にあるのは確かなようだ。

日本でも、かつてのような子育てにおけるスキンシップが減少しているのと、最近の青少年による暴力事件や乳幼児に対する虐待事件の増加とは、無関係ではないだろう。

肌に残る「虐待」の記憶

さて、「なでなでする」といったやさしく温かいスキンシップの対極には、殴る、蹴る、叩くといった暴力的な接触がある。こういった負のスキンシップも、温かいスキンシップ同様、子どもの肌や心に、長く残る影響を及ぼしてしまうものである。

虐待をしてしまう親はたとえば、赤ちゃんの体のプニプニ感がたまらなく嫌だ、というようなことを言う。それは何も、プニプニとした柔らかいものすべてに嫌悪感をもつわけではない。赤ん坊の柔らかい肌を見たり、肌に触れたりしたときに、自分自身が乳幼児期に受けた暴力的な経験が連想されてしまうのであろう。

それを裏付けるような話がある。研究室でタッチケア（赤ん坊のマッサージ）の研究をしていたときだ。母親がわが子にタッチケアをしているところをビデオに撮影し、後日、その様子を皆で見て行動評定をしていた。そのうちに一人の女子学生が、急に気分が悪くなって部屋から出ていってしまった。

様子を見に行くと、「別になんともないです」と言うので、その日はそれで家に帰した。ところが、翌日もその翌日も、約束していたにもかかわらず行動評定に参加することはなかったのだ。

心配になって、話を聞いてみることにした。すると少しずつ話しはじめたその内容に、著者は愕然としてしまった。

彼女はタッチケアをしている母子を見ているうちに、昔、自分が虐待されたことを思い出したというのだ。画面に映る赤ちゃんの柔らかい体と、それに対する母親の温かいマッサージが、彼女自身の苦い記憶を呼び覚ましたのだ。温かい愛情をたっぷりかけられてかわいがられている赤ん坊に憎しみさえ感じたという。自分は親になったら、子どもにあれほど温かく優しくする自信がないという。

これまで秘めていたであろう昔の辛《つら》い体験を十分に話してもらううちに、彼女は元の明るい表情に戻っていったので、ひとまず安心した。虐待の連鎖を断ち切るためにも、彼女自身が少しずつタッチケアを習得して、赤ん坊の肌に優しく触れる体験をもつことが解決策のひとつだと思う。

頭で理解するだけでは十分ではない。頭では「自分は虐待はしない」と思っているにもかかわらず、気がつくと虐待をしてしまっている親が多いのだ。頭だけではなく、身体で、「優しく触れる感覚に慣れる」ことが大事だ。まさに「身に染みてわかる」ようなわかり方が必要とされるのだ。

また、スキンシップについて話していたときに、こんな話をしてくれた女子学生もいた。彼女は高校生のとき、小学生のキャンプにボランティアとして参加したことがあった。ある夜、皆でフォークダンスを踊る場面があったそうだ。このとき、ダンスの中で、一緒にボランティアとして参加していた男子学生とペアになり手を繋がなくてはならない。彼女は男性に触れることに強い抵抗感があったため、しばらく手を繋がないまま踊っていたが、そのうちに男性のほうから繋いできた。しかしその瞬間、彼女は無意識のうちにその手を払いのけてしまったという。

あとになってその原因を考えていた彼女は、自分が子どものころ、父親からされた性的虐待の記憶が瞬時によみがえったのだという。虐待を受けてから、無意識のうちに男性不信に陥っていた彼女は、男性と付き合うことにも、触れることにすらも強い抵抗があったのだ。

一般的に肌の感覚（体性感覚）というのは、まず脊髄を通ってから脳に伝わるものである。しかしたとえば針に手が触れたときは、反射的に手を引っ込めるように、脳を介さずに脊髄で反射的に行なわれる反応もある（脊髄反射）。人の経験というのは、成長するにつれて無意識のレベルに潜んでいく。たとえば、無意識のうちに力が入っていることがあるように、人は自分でも気づかないうちに何らかの行動をしてしまっていることがある。

彼女の場合、父親からの虐待という経験は、「男性一般」にまでその対象を広げ、無意識のうちに触れられることを拒否する反射的な行動をとってしまったのだろう。そして逆に、男性に触れたときの感覚が呼び起こされたことで、虐待の記憶が蘇ったといえるだろう。

大学生になった彼女は、今では信頼できる男性に巡り会い、安心して触れ合うことができるようになったという。過去の負の肌の記憶も、塗り替えることが可能なのである。

テレビ世代とネグレクト

虐待のもう一つの形態として最近増えているのが、「ネグレクト」だ。親が子どもを健全に育てるために必要な行為（衣食住の世話や心理的なケアなど）を放棄することだ。

物質的な世話を放棄される場合には、まず健康や衛生面での影響が問題である。一方、心理的に「無視」され続けることは、心の育ちに深刻な影響を与える。先の「サイレントベビー」の記述とも重なってくるのだが、たとえば子どもが甘えて親に近づいたり泣いたりしても、それに反応せずに無視し続けたとしよう。すると子どもは自分は世の中に必要のない存在なんだ、誰にも愛されないんだ、と感じて次第に生きる意欲をなくし、無反応で情緒的に不安定な子どもになってしまう。

生まれたばかりの赤ん坊には、新生児微笑とよばれる反射的な行動が備わっている。これは誰彼かまわず、おかしいわけでもないのに笑いかけるような表情をすることで、人見知りが現われる生後八カ月ごろまでには消失してしまう行動だ。京都大学の正高信男によれば、それは親からの注意を引きつけて養育を確かなものにしようという、生得的に備わった本能なのだそうだ[15]。

他の動物に比べて極めて未熟な状態で生まれてくる人間の赤ん坊が生き残るためには、泣いたり笑ったりと常に親の注意を引くサインを送り続ける必要があるわけだ。ところが、そのサインに的確に応答できない親が増えている。

原因はいくつか考えられるが、その一つに、小さいころからテレビばかり見続けて育った世代が親になってきたことがあげられる。画面から流れてくる情報を受動的に見るだけのテレビでは、相方向のコミュニケーション能力は決して育たないからだ。

子どもは「虚構」から逃れられない

二〇〇二年、森昭雄の『ゲーム脳の恐怖』（日本放送出版協会）がベストセラーになった[16]。この本への賛否は別として、テレビやゲームなどのバーチャルな世界の体験と、スキンシップとは、最も対極にある行為である、ということだけは、著者も同意見である。心を現実から見誤らせてしまう視覚に対して、触覚は実在するものにしか刺激されない、バーチャルな世界では起こり得ない感覚である。スキンシップは最もリアルなコミュニケーション手段だ、といえるだろう。

人間は、自分が置かれている現実を安定して見ることができるようになって、はじめてテレビという虚構の世界を虚構として受け取れるようになる。なぜなら、虚構がどんなに怖くて恐ろしいものであったとしても、テレビを消しさえすれば現実の日常に戻ることができるという安心感があるからだ。

しかし、子どもにはそれがないのだ。子どもは大人のように虚構を受け取れるわけではない。現実と虚構の区別がまだよくできていないのである。虚構の世界は、幼い子どもにとって、大きなリスクを伴うものと考えなければならない。

このような子どもたちが、より臨場感あふれる画面で、強烈なインパクトのある映像を、毎日何時間も見続けたとしたら、どうなるだろうか。

視覚や聴覚などの一部の感覚だけが過剰に刺激され続けることや、じっとしているのに心臓が激しく動いたりすることは、本来の心身のバランスを崩し、人の本来の姿を歪めていることは間違いないだろう。
これに対し、肌へのスキンシップは、人間本来の集団欲をも満たし、成長ホルモンも分泌させる。成長して仲間や恋人と親密な関係を築き、家族を作り、生活をともにし、子どもを育て、地域社会、会社など、すべて集団の中でうまくやっていかなければ生きられないのが人間である。社会の中で自信をもって生きていける「人志向」の人間に育てるためにも、できるだけ豊富にスキンシップをするべきなのである。

この章の最後に、最近「公共広告機構（ＡＣ）」が、増え続ける虐待を防止する目的で、大々的に新聞広告で訴えていたメッセージを紹介しようと思う。ご覧になった方も多いはずだ。

「抱きしめる、という会話。」

子どもの頃に
抱きしめられた記憶は、

ひとのこころの、奥のほうの、
大切な場所にずっと残っていく。

そうして、その記憶は、
優しさや思いやりの大切さを教えてくれたり、
ひとりぼっちじゃないんだって思わせてくれたり、
そこから先は行っちゃいけないよって止めてくれたり、
死んじゃいたいくらい切ないときに支えてくれたりする。

子どもをもっと抱きしめてあげてください。
ちっちゃなこころは、いつも手をのばしています。

第2章　思いやりを育てるスキンシップ

1　共感は模倣から生まれる

本物の思いやりを育てる

思いやりのある子どもに育ってほしいと願う親は多い。「どんな子どもになってほしいですか」という質問をすれば、「思いやりのある子」「優しい子」という答えは必ず上位にくる。

ただ、難しいのは「思いやりをもちなさい」とか「相手の気持ちをわかるようになりなさい」と口でいくら言って聞かせても、思いやりや優しさは育たない、という点にある。「思いやり」ということを知識としてもつのと、実際に思いやりの気持ちが湧いてくるのとは、全く異なることだからだ。「相手は今こんな気持ちなんだろうな」とか「こんなことをしたらかわいそうだな」という気持ちが自然に湧き起こってくることが、本物の思いやりである。

たとえば、電車で座っているときに、お年寄りが乗ってきたとしよう。このとき、「席を譲らないといけないな」と考えて席を譲るのと、「立っているのはつらいだろうな」と相手の感情を察して譲ることの違いである。前者（第一のタイプ）は道徳の知識やマナーとしての行動であるのに対して、後者（第二のタイプ）は思いやりとしての行動である。

もちろん、第一のタイプでも席を譲らないよりは、はるかに望ましいわけではあるが、行動の背後にある動機に注目すると、心の動きは全く異なっている。

また、もしも席を譲らなかったとしても、「悪いことをしてしまった」という後ろめたさを感じる人（第三のタイプ）と、全く何も感じない人（第四のタイプ）とがいるだろう。前者はその後味の悪さから（罪悪感）、次にお年寄りを見たら席を譲ることができるかもしれないが、後者はその可能性さえない。

さて、思いやりのある人というのは、第二のタイプであるのは明らかだが、第三のタイプも同じくらい十分に思いやりをもっているといえよう。

席を譲らなかった理由には、たとえば「周りの人の目が気になった」「自分が疲れていた」などさまざまなものがあるだろう。しかし、その後味の悪さこそが大事なのである。その感情こそが思いやりをもっている証拠なのだ。

現代の日本の若い人たちは他国の若者に比べて思いやりの心が低い、というデータがある(1)

(『異質な日本の若者たち』ブレーン出版)。また、いとも簡単に人を傷つけたり殺してしまったりする事件も頻発している。道徳教育復活の声も頻繁に聞かれる。

だが果たして、道徳教育をもっとさかんにすれば、状況は改善されるのだろうかといえば、そういうものでもないだろう。道徳としての知識は皆、一応もっている。電車の車内で「お年寄りや体の不自由な方に席を……」「携帯電話の電源を……」と、毎日うんざりするほど連呼されるアナウンスが聞こえないはずはない。要するに、知識だけでは人は動かないのだ。

若い人たちの問題というのは、むしろ感情的な部分の問題だろう。感じる力が未熟なのだ。だから人への思いやりの情が湧かない。そしてその未熟な感情が短絡的に行動に結びついてしまう。「ムカつくから人を殺す」「カッタルイからサボる」「たのしければハメを外してでも盛り上がる」——。未熟な感情であるうえに、それをコントロールする能力も低い。だから「キレる」。相手の心をくみ取れるようになるには、まず自分の感情を客観的にコントロールできるようになることが大前提なわけだが、それができないのである。

いずれにしても、思いやりというものは口で言って聞かせるものではなく、感じる気持ちの問題である。しつけの中でも最も難しいもののひとつといえるだろう。ゆっくりと時間をかけて育まれるタイプのものであり、体で覚えていくことが不可欠である。それ故に体へのはたらきかけが、とても効果があるのだ。

「思いやり」は「思いやられる」ことでしか生まれない

それでは思いやりの能力は、いつごろから芽生えてくるだろうか。

発達心理学の研究では、すでに一歳半で、自分の行為の結果を理解している兆候が出てくるようであり、二歳になると、何か悪いことをしてしまったという罪悪感を顔の表情などで表わすようになる。三歳を過ぎる頃になると、泣いている友達がいると一緒に泣き出したり、友達と一緒に笑い合ったりするようになるという。

子どもというのは幼ければ幼いほど自己中心的であるが、幼少期の親との関わり合いの中で、少しずつ思いやりの気持ちが生まれてくる。ゆっくりと育まれるものなので、なかなか表に現われにくい。ここで性急に思いやりを子どもに求めてしまうと、一見すると思いやりを示すような行動をすることはあるが、それは親に誉められたいからであったり、叱られないためであったりして、本物の思いやりからの行動ではないことがある。

「思いやり」は、「思いやられること」でしか生まれない。生まれたばかりの乳児にとって最初に経験する「思いやり」は、泣いたり笑ったりしたときに、親がとってくれた対応である。「泣く」という行動は、不快や苦痛や恐れの表現であり、同時にそれらを取り除いてほしいという要求でもある。その気持ちに親が反応・共感し、不快の原因を取り除いて心地よい状態にしてあげることによって、子どもは共感的に理解してもらったと感じる。すると子どもの情緒は安定し、不快なときにはいつでも親が対処してくれる、という基本的信頼感をもつようになるのである。

このような温かい情緒的なやりとりが、「思いやり」を育むための基礎になると考えられている。「思いやり」の心を育てるためには、まず他の人から十分に「思いやられた」という経験が基礎として必要なのである。

「共感」と「同情」はどう違う

人を思いやるという気持ちは、さまざまな要素が絡まり合った複合的なものである。たとえば、相手の気持ちを理解し共有する能力である「共感」、相手の立場に立って考える能力である「役割取得能力」、他者のことを考えて行動する「向社会的行動」などである。

ここで、思いやりの「気持ち」を考えるうえで最も重要な「共感」について考えてみたい。「共感」と似た言葉に、「同情」というのがある。どのような違いがあるか比べてみよう。

まず、「共感」というのは、「置かれた状況から生じる相手の情動にともなって、こちら側にも起きる代理的な情動」と定義されている。つまり、相手と同じ（または類似の）感情が自分にも起こることをいう。だから、たとえば相手が悲しくて泣いていたとすれば、こちらも同じように悲しさを感じるのである。

これに対して「同情」は、「相手の情動についてのこちらの情動的な反応である」と定義されている。この場合、必ずしも相手と同じ情動を感じることではない。先の例でいえば、相手が悲しくて泣いているのを見たときに、「彼女は悲しいんだな」と相手の気持ちを理解するのが同情である。

共感を広く定義した場合には、「同情」は「認知的共感」というのに近い。つまり相手の情動を頭で理解している、というレベルにとどまっている。「同感」に近いものだ。

これに対して、真の共感というのは、「身体的共感」ともいわれるように、相手の情動を身体レベル（情動レベル）で深く感じることをいう。

同じ表情をしてこそ真の共感である

それでは、共感はどのようなメカニズムで生まれるのだろうか。

資料2-1　顔のフィードバック仮説

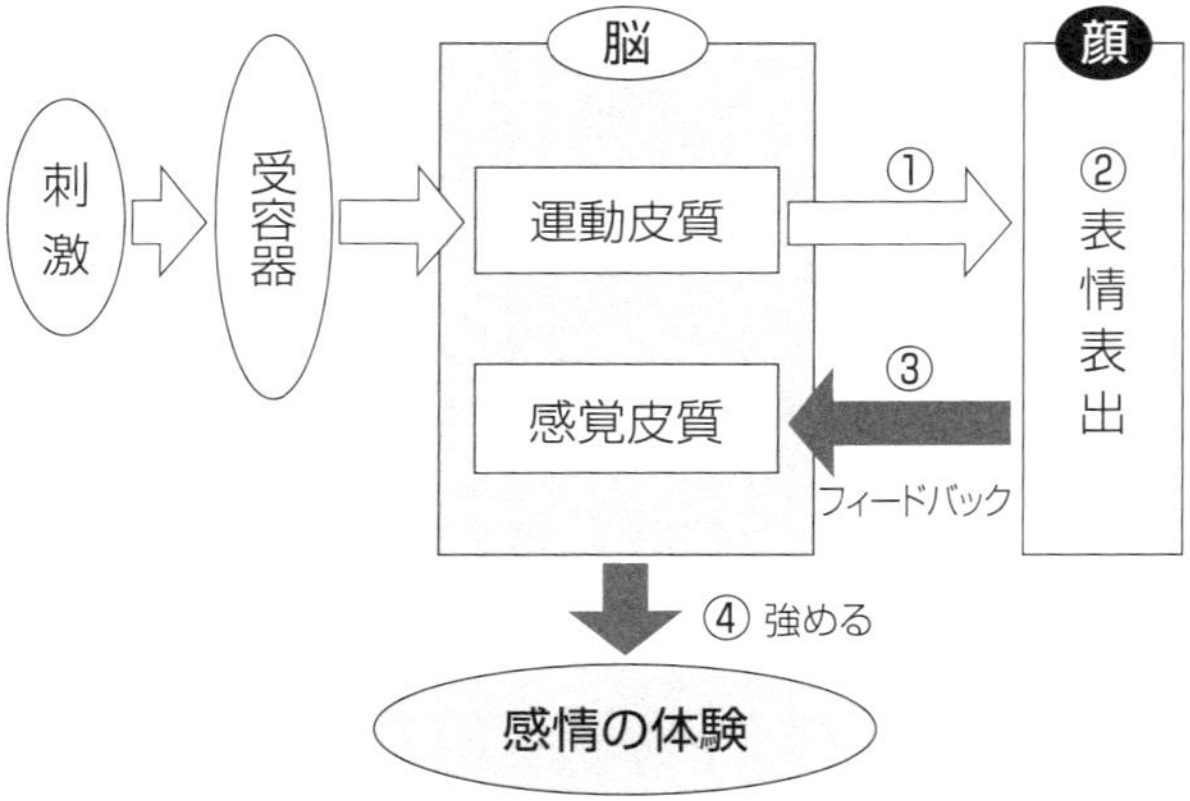

心理学には、感情が生起する過程をモデル化したものとして、「顔のフィードバック仮説」というのがある。人はさまざまな感情を感じたときに、その感情を特有の顔の表情で表出しているが、表情という行動で表出することによって、その感情を感じる強さがさらに強まる、という説だ。

そのメカニズムを簡略化して図に示してみた（資料2－1）。順を追って見てみると、①脳の運動皮質が表情を生み出すように信号を送る、②顔が実際に表情をつくる、③顔の表情についての情報が、再び脳の感覚皮質に送られる、④感覚皮質へのフィードバックが感情を感じる強さを強める——という具合になる。

資料2-2　共感のメカニズム

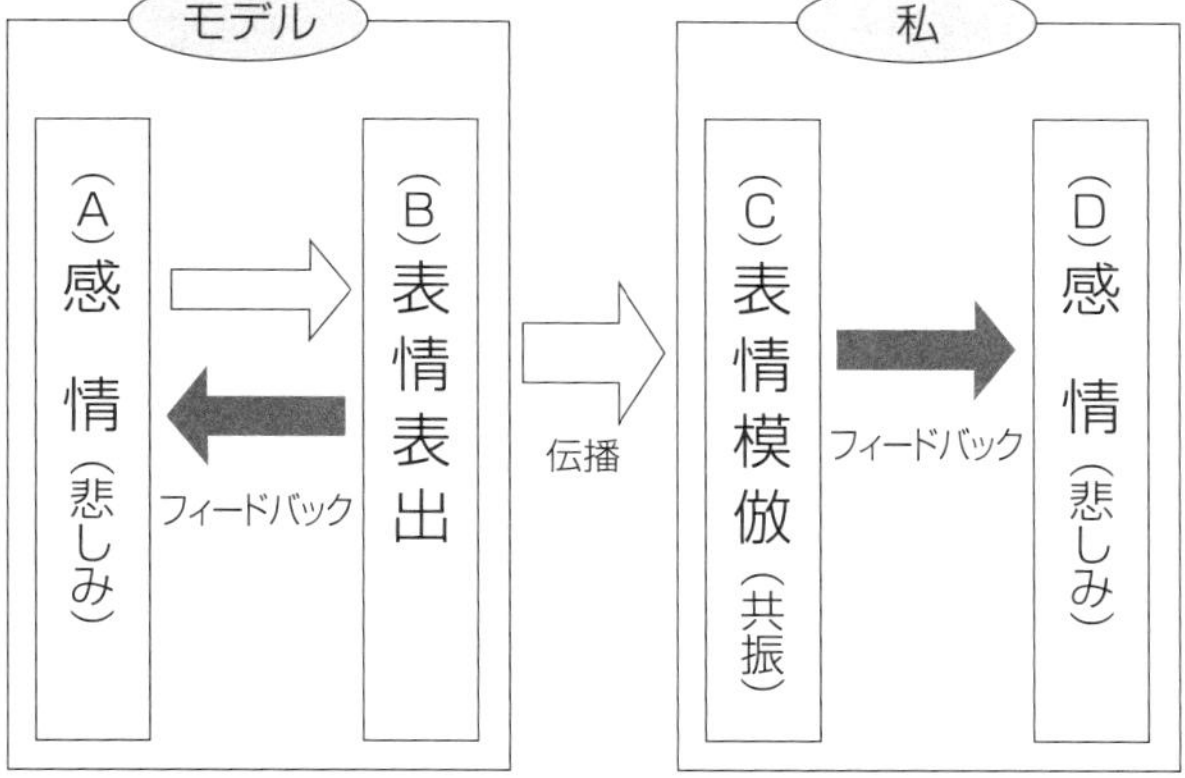

この仮説に基づいて考えると、共感が生まれるのは次のようなメカニズムになる(資料2-2参照)。(A)モデルが感情を感じる、(B)モデルが感情を表出する、(C)私がモデルと同じ表情をする(無意図的)、(D)私がモデルと同じ感情を体験する――。

この現象は、相手と同じ表情をしているという意味で、「共振」あるいは「模倣」とよばれている。実際には、顔の表情ばかりでなく、身体の動き、すなわち動作も共振するようである。

顔のフィードバック仮説に基づいて考えると、共感が生まれるためには、(C)のように相手の表情の模倣が必要不可欠であることがわかる。果たしてこのモデルは正しいといえるのか。相手の表情を模倣しなくても、共感は生じるのではないか、という疑問が当然湧いてくるであろう。

このことを検討した卓越した研究がある。一九八〇年に、アメリカの心理学者・アイゼンバーグらが行なった実験だ[2]。

子どもの共感の程度を二つの方法で評定するのであるが、まず、子どもには、「飼い犬を失った子ども」についての物語を聞かせ、その子の表情を表わした数枚の絵を見せる。そして、自分はどう感じているかを「言葉で」、あるいは用意された数種類の表情の絵の中から、自分の気持ちに合った「絵を指差す」ことで表現させた。

一方で、両親には、各々の子どものふだんの思いやりの強さを示す行動を評定してもらった。すると、子どもの示した共感の高さと、親の評定する思いやりの評価とは、対応していなかったのだ。なぜなら、子どもは物語を聞いて実際は何も感じていなくても、大人の期待する望ましい答えを予想して、回答していたからだ。

そこで今度は同じ実験を、言葉や顔の絵ではなく、子どもの表情そのものを観察して共感の指標にしてみた。すると表情に現われた共感の高さは、ふだんの思いやりを示す行動の高さと一致していたのだ。

この実験からわかることは、自分自身が相手と同じ表情をしてこそ、思いやりの行動に結びつく本物の共感だ、ということだ。アイゼンバーグらによると、一歳の子どもでも、悲しみにくれて泣いている大人を見て、同じように自分の顔に悲しみの表情を浮かべ、その大人を抱いたり、スキンシップをしたり、なでたりして慰めようと一生懸命になる子がいるという。また、苦しくて苦渋の表情をしている人を見て、同じように苦痛の表情を示している幼児は、その人を慰めようとすることが多いそうだ。

表情の模倣が現われてこそ、本物の共感が生まれている、ということが、おわかりいただけただろう。

共感は無意識に体を動かす

次に、顔の表情だけでなく、共感にともなう体の動きについて、みてみよう。

前にも少し述べたが、日本語には「あうんの呼吸」「息が合う」「肌が合う」「気が合う」などの表現がある。これらはどれも相手と気持ちがぴったり合ってうまくいっていることを「体」が示している表現である。

実際に二人の人物の話がノっているときの行動を観察してみると、そのしぐさはとてもよく似てくる。一人が前傾姿勢をとればもう一人も前傾姿勢をする、一人が顔をこするともう一人も同じところをこする、腕を組めばもう一人もそうする——といった具合だ。これを共振あるいは模倣という。

よく起こりやすい共振はあくびだ。誰かが大きなあくびをすると、それを見た人が次々にあくびをしていく、といった場面を経験したことはないだろうか。この場合は「伝播」といったりもする。

このことを最初に観察したのは、「進化論」のダーウィン(一八〇九—一八八二)である。ダーウィンがある歌手の演奏会に出かけたとき、たまたまその歌手が喉の調子が悪かったらしく、途中で声をつまらせてしまった。するとそれを見た観客がいっせいに咳払いをしたというのである。

観客は歌手の歌声を単にスピーカーから聴くように聴いていたわけではなく、歌手に自分自身を重ね合わせて聴いていたからこそ、咳払いをしたわけだ。

このような現象を実験で検討した人がいる。信州大学の社会心理学者・内藤哲雄は、一九七九年、ボクシングの試合を観戦したときの被験者の体の筋肉の動きを測定する実験を行なった。[(3)] すると、被験者はじっと試合を見ているだけのようにみえても、実は対戦する選手がパンチを繰り出す腕の動きに合わせるように、腕の同じ部位の筋肉を動かしていることがわかったのだった。

さらに自分がまったく関心のない選手どうしが対戦するときと、どちらか一方の選手を応援している場合とでは、後者の方が明らかに筋肉の動きは大きかった。

この実験から、人は相手と心理的に一体感を感じているときほど体の共振が起こりやすいことがわかる。だからスポーツの試合を応援する人々はまさに、選手と「共振」して頭を抱えて落胆したり悔しがったりするし、またガッツポーズをして共に喜んだりもするのである。

それではなぜ、人はこのように身体が共振するようになるのであろうか。発達過程に注目してみてみよう。

驚くべき赤ん坊の模倣能力

身体の共振というのは、どちらか一方を共振する主体とみれば、相手の行動への「模倣」としてとらえることもできる。

模倣には直接模倣と延滞模倣の二種類がある。

まず直接模倣というのは、目の前にモデルになる人がいるときに模倣することである。それに対して、相手が目の前にいなくなった後に模倣するのは延滞模倣という。

前出のスイスの心理学者ピアジェは、わが子の行動を詳細に観察して、模倣行動の発達過程について理論化した。

生まれたばかりの赤ん坊を抱いて顔を近づけ、視線を合わせるようにしてこちらが口を開閉してみせると、赤ん坊も同じように口を開閉しはじめる。一見すると何も驚くには当たらないことのように思われるかもしれないが、果たしてそうだろうか。

これを赤ん坊になったつもりで考えてほしい。生まれてすぐで、人の顔を目にするのは初めてだ。自分の顔さえもまだ見たことがないのに、自分の筋肉を動かして口を開閉させようとしているわけである。生まれたばかりの赤ん坊にとって、口というのはまだ、母親の乳首を吸うときの唇の感触や舌の感覚で捉えている部分にすぎない。それなのに、視覚で捉えた目の前の人の口と、自分の皮膚で感じる触覚的な口を対応させているということになる。

これは理屈では説明できない能力だといえる。説明できないけれど、そうなっているのだ。同じ身体をもつ者どうしだからこそ成り立ちうる模倣の基盤が、身体に刻み込まれているとでもいったらよいだろうか。

さて、この直接模倣の段階を経て、モデルが目の前にいなくても、以前に見聞きした行動を真似るという延滞模倣ができるようになるのが、生後一年以上経ってからである。

ここで、ピアジェをはじめとして、従来の心理学では、模倣行動のメカニズムを「模倣の意図」→「模倣対象のイメージ」→「模倣の実行」という図式を想定して説明してきた。つまり、誰かの行動を模倣しようという意図がまずあって、次に見聞きした行動がイメージの形で記憶され、そして模倣行動が実行される、という順序をきちんとたどる、との説明の仕方である。

しかし果たして、このモデルは正しいといえるのだろうか。

たとえば、先の例で考えてほしい。生後間もない赤ん坊は、果たして模倣の意図や、イメージする能力といったものをもっているのだろうか。

あるいは、ボクシングの試合を観戦しているときに、「思わず」拳を握りしめてしまうのは、模倣を意図しているからだろうか。

そうではなくて、こういった模倣というのは、身体がいつのまにか相手と同じ行動をとってしまっている、としか言い表わせないものがほとんどではないだろうか。

私たちの身体の動きというのは、じつはそういった無意識的なものの方がはるかに多いのである。歩いているときの脚の動き、考え込んでいるときの腕を組むしぐさ、痒いときに知らないうちに掻いている手など、あげればきりがない。

もちろん、誰かのものまねをしようと意図して相手をよく観察しているときは別だが、ふだんの行動で模倣が起こっているときというのは、「意図」や「イメージ」というのは実態にそぐわないのではないかと思う。

つまり、何がいいたいかというと、自分の身体が相手の身体に自ずと反応してしまい、いつのまにか模倣している、という無意図的な習性を、人はもっているということだ。これが相手の気持ちに共感し社会生活を営む上での基盤になっているのである。

身体を通して相手を理解する

それではなぜ、身体の模倣が相手の気持ちに共感することにつながるといえるのだろうか。

ここで心理学者の久保田正人の観察例をあげて考えてみたい。相手は生後六カ月三週の男の子（B君）である。

「B君は大人がさし出した半割りのレモンに口をつけて大変酸っぱそうな顔をした。その後五分くらいして、大人がたわむれにレモンを、おいしいよと普通の顔で口にして見せたとき、B君はまるで自分がまたそのレモンを食べたかのように、たまらなく酸っぱそうにしたのである」

Ｂ君は大人がレモンを口にしたのを見たとき、Ｂ君の身体はつい、自分がそれと同じ行動をしたときの反応をしてしまったわけである。自分がさっき口にしてみて、恐ろしく酸っぱかったものを、相手が口にしてみせたのを見て、自分の思いを相手に重ねてしまう。あるいは、相手が感じているはずの感覚が、自分の身体に染みとおってきたともいえるだろう。

Ｂ君は、身体を通して相手の心を理解しているのである。レモンを口にするという相手の行動を見て、まるで自分の口に唾がたまってくるような酸っぱさがこみ上げてきて、思わず口をすぼめたとき、そこではほとんど相手と自分を重ねてしまうほどの深い共感が進んでいる。

それでは延滞模倣の場合はどうだろうか。

以前に見聞きした行動を後に模倣する延滞模倣には、本人に模倣の意図がある場合と、ない場合との両方がある。だがどちらにしても、頭の中にインプットされた「イメージ」が、そのままの形で実行（模倣）されるという説は正しいだろうか。ここにも疑問が残る。

たとえば先の例をそのまま変形させて考えてみよう。Ｂ君は大人がレモンを口にして酸っぱくて口をすぼめる、というのを観察した。その後、自分が友達とままごと遊びをしているときに、おもちゃのレモンを口に入れるしぐさをして、酸っぱいと言って口をすぼめたとする。このとき、B君は実際には酸っぱさを感じていないのに口をすぼめている。B君は、口をすぼめるという行動をとっているまさにそのときに、身体で酸っぱさというものを理解し表現しているのだといえる。

つまり、模倣やふりというのは、それ自体が身体による理解であり表現なのである。頭の中にあるイメージによって導かれ出てくる、という性質のものではない。むしろ、身体による理解や表現が、イメージや言語（表象）というものを形作っていくといえるだろう。

このことは、一九六五年に心理学者のワロンによってすでに的確に述べられている。(4) 身体どうしが出会ったときに生じること、それは片方の側の認知メカニズムに還元できるような現象ではなく、相手が身体でもって「する」ことが、自分の身体に染み込み、染み込んだものが再びこの自分の身体の「する」ことへとつながっていく、そうしたいわば身体どうしの交感なのである、と。

ワロンは延滞模倣の過程で、「懐胎《かいたい》 (gestation)」や「孵化《ふか》 (incubation)」、「開花 (epanouissement)」という言葉を使っている。相手の行動の仕方を自分の身に懐胎し、温めて孵化させ、そして開花させるという比喩で説明しているわけである。懐胎という過程も、単なる頭のイメージとしてではなく、相手の動きを「自分の筋肉に行き渡らせ」という表現を使っている。

たとえばウルトラマンごっこをしてそれを演じている子どもは、ウルトラマンの行動をイメージとして記憶しておいて、それを模倣しているわけではなく、まさにウルトラマンと同一化して、自己の身体にはらみ、温め、それが孵化するようにして演じているのである。ウルトラマンの身体に自己の身体を重ね合わせた子どもは、このとき、ウルトラマンになりきっている。模倣というのはそういうものだと思う。

だから、ここで思いやりの話に戻ると、ふだんから両親が子どもに対して、思いやりを示す行動をふんだんにしていれば、子どもはすぐその場で模倣していなくとも、自然に身についているのである。それが時間をかけて温められ、適切なときに孵化して、他の人にも同じ行動をとることができるようになるのだ。

人と出会ったときに起きる身体の交感が、相手の身になって相手を理解し、自分の感情として感じるための基礎になる。交感されたメッセージは、筋肉の運動として体に蓄えられ、時間と空間を超えて別の場面でも表出されるのを待っているのだ、ということができよう。

子どもは「相手がしたとおり」にする

発達心理学者の浜田寿美男は、子どもの模倣行動について詳細な検討を重ね、すでに赤ん坊の段階から、子どもは「自分が見たとおりにするのではなく、相手がしたとおりにするのだ」と述べている[5]。

たとえば、目の前で自分に手を振るのを見た乳児が、それを真似して手を振ったとしよう。このとき、子どもにとって見えているのは大人の手のひらである。もしも見たとおり模倣するのであれば、子どもは自分に手のひらを向けて手を振るはずである。しかしそうはしない。子どもは相手に身体軸を重ねて、相手のすることを自分の身体で再現しているからである。

大人でも当然そのようにしている。たとえば、道でお金をばらまいてしまった女性がいたとする。一枚一枚小銭を拾った彼女はそそくさとその場を離れようとする。このとき、まだ百円玉が一枚、彼女の後ろに落ちている。それを見つけた人は「後ろにもう一枚ありますよ」と声をかけるだろう。たとえ自分の前方にあったとしても、彼女の「後ろ」にあると、自然に出てくるに違いない。

またこのとき、顔から火が出るほど恥ずかしい思いをしているであろう彼女を見て、思わず手伝ってあげたくなる人は多いだろう。また単に見物しているだけの人でも、その場にいたたまれないような気持ちになるに違いない。彼女の身体の感覚に自らを同化させているからである。

浜田は、このような身体軸の転位というのは、習慣的な問題といって片付けられるものでは決してなく、人間にとって本質的なものである、と述べている。人は目の前にいる人を見るとき、モノや風景を眺めるときのように、客観的なできごととして突き放してみることができずに、知らないうちに相手の身体軸に自分の身体軸を重ねてしまうものなのである。

これは、「鏡に映った像はなぜ左右反転して見えるか」ということにも関係している。鏡にモノを映したとき、上下は反転しないのに、左右だけが反転して見える。顔は左右対称に近いので、じっとしている限りその反転に気づきにくいが、右手で右目を指したりすると、鏡映像のほうでは左手で左目を指しているように見える。

ここでは詳細な説明は省くが、実際には鏡は左右ではなく、前後の関係を反転させているのである。ところが私たちは、鏡に映った像の身体軸に、自分自身の身体軸を自ずと重ねてしまうために、前後の逆転は意識されず、左右が逆転しているように感じてしまうのである。だから鏡で体ではなくモノを映して見ているときには、この左右の反転が起きているようには見えない。自分の姿を見ているときにだけ反転を感じるのである。

このことからも、人は人の姿を見ると、自分の身体軸を無意識に相手と重ねようとし、身体の交感を行なっているのだ、ということができる。そして、なぜそうしてしまうのかという理由は、理屈では説明できないものなのだ。人は人の身体を見ると交感が起こるようになっている、というよりほかないのである。

共感に話しを戻そう。思いやりの基礎となる共感とは、このように相手の身体に自分の身体を重ね合わせることで起こる交感を前提に生まれるものであることがわかる。

しかし、あたりまえのことであるが、自分の身体と人の身体は別個のものである。いくら相手の身になって考えようとしたところで、完全に相手の身になれるわけではない。相手の感情を自分の身体を手がかりに推し量るわけだから、共感というのはやはり、自己中心的であることを避けられない。

それでも、相手の身体とできるだけ正確に交感し、相手の感情をできるだけ的確に感じ取ることができるようになるためには、相手の身体に鋭敏に引き込まれ、模倣できるような体づくりが大切なのである。

２　柔らかい体を作る

つらい経験が身体を硬直させる

ここまでで、人との共感が生まれるとき、そこには身体レベルでの模倣が起こっていることがおわかりいただけただろう。

しかし実際には、身体の模倣が起こりやすい人と、起こりにくい人とがいる。この違いは性格の違いに起因するというより、身体の状態の違いによって生まれてくる。

たとえば、親からいつも叱られ続けたり、虐待を受けてきた子どもというのは、普段から顔や体の筋肉に知らずに力が入っており、硬直させている。顔は無表情でこわばっていたり、肩を丸めたりいからせたりしていることが多い。

これは叱られたり罰せられたりするたびに、身を守ろうと体を硬くしてきた結果、そのような筋肉パターンが慢性化してしまっているからである。

筋肉が慢性的に緊張していると、その緊張した身体部位への感覚に気づくことができなくなったり、現実が歪んで知覚されたりする。つまり、体のフィードバックがうまくはたらかなくなるのだ。すると、人が笑っているのを見たときに、その笑いの表情に（実際には存在しない）敵意のニュアンスを知覚したりすることになる。親切にされても、素直に喜ぶことができず、相手に親密な感情を感じることもできない。そして何か裏があるのではないかと、さらに体を硬直させてしまう。

こわばった体の筋肉パターンは正確な共振を妨げる。そしてその人独自の筋肉運動が生じて、歪んだ知覚をさせてしまうのだ。

これは虐待などの深刻なストレスを受け続けた人のみに限ったことではない。普通の人でも、幼少期からの感情生活の積み重ねによって、ひとりひとりユニークな筋肉パターンが形作られているといえる。

たとえばアルバムを開いて、自分でも家族でも友人でもいいから、小さい頃の写真を何枚か見てみてほしい。顔の作りや体格（骨格）は成長して変わっても、笑顔などの表情や、立ったときの姿勢やしぐさなどは、昔とまったく変わっていないことに気づくだろう。性格が幼少期から変化しにくいのと同じように、筋肉のパターンも変化しにくいのである。

逆に、何かをきっかけに性格が大きく変わった人というのは、筋肉のパターンも変わっていることが多い。内向的な性格から外向的な性格に変わると、表情も明るく豊かになり、胸を張って柔らかい姿勢になるようなことも、よく見られることである。

身体に刻み込まれる記憶

このような現象は、筋肉以外の部分にも見られる、という学者もいる。

ボディ・ワークの実践家であるローウェンは一九七五年に、「解消されていない過去の感情体験は、体に残っている」と述べている。[6]そしてまた、「記憶は、脳細胞はもちろん筋肉にも関節にも内臓にも残っている」とも言っている。この説を裏付けるような体験を書いた本も出版されている。『記憶する心臓』（角川書店、一九九八年）の著者シルヴィア・クレアは、難病に侵されたとき、バイク事故で脳死状態に陥った若者から心臓と肺の提供を受けたのだが、しばらくするとその臓器に、提供者である若者の意識や記憶が宿っていることを発見するのである。[7]

同じように、臓器移植をした多くの患者に、ドナーと似た性格が現われたり、好みや嗜好がドナーとそっくりに変化するという話を聞く。動物実験でも、ラットの脳にサメの脳を移植しても性格や行動に何の変化も起こらないが、内臓を移植するとそれが変わってしまうという結果が得られてもいるという。

これらの現象は、科学的な裏付けがまだまだ十分ではないのだが、もしこのように、感情のパターンのみならず性格や記憶までもが身体に宿るのだとすれば、ますます、心という現象は身体を抜きにして考えることはできないと言わざるを得ないだろう。内臓や皮膚、筋肉のはたらきが、心という精神作用には必要不可欠の容器になっていることは、もはや疑うことはできないようにも思える。

人間は誰でも、非常に柔軟な体をもって生まれてくる。生まれたばかりの赤ん坊は皆、深い腹式呼吸をしている。相手の表情や動作を正確に模倣し、共感できる、柔らかな体、柔軟な心の状態でこの世に生を享《う》けるのである。

それがやがて、模倣が正確に起こらなくなったり、またはまったく起こらなくなったりするというのは、そのような柔軟な心身のありようを歪めるような事態が起こっているわけだ。たとえば虐待を受けることにより、そのとき自分が「身をすくませ泣き叫んだ」経験が、体に「懐胎」してしまう。その後、別の人に接したときに、そのときの経験が「孵化」してしまい、身をすくめ、泣きたいような表情をしてしまうのだ。

このような身体のあり方でいる限り、当然、人と積極的に関わろうという志向はなくなり、身体軸を相手に重ね合わせようということもなくなる。大げさにいえば、人を感情をもった主体として見られないことになる。

体をほぐすと心もほぐれる

著者が出会った虐待の疑いがあった小学校の児童（Ｃ君）のエピソードを紹介してみよう。

Ｃ君は、最初のうちは誰とも打ち解けようとせず、体を硬く縮こまらせたようにしてびくびくしていた。人から触れられることを極端に嫌がり、自分から触れることもまずなかった。しかし、著者が少しずつ触れる回数を多くしていくと、次第に自分から握手を求めてきたり抱きついてきたりすることが多くなった。これで一見、成功したかに思えたのであるが、実はまだ違っていたのである。

数カ月経つと、Ｃ君は隣の教室の女の子のことが好きになったようだった。近寄っていってはにこにこ笑いながら抱きしめる。

しかし、あまりに強く抱きしめるため、その女の子はＣ君に恐怖心を抱くようになってしまったのだ。Ｃ君がくるだけでべそをかき、抱きつかれると、恐怖心からひきつったように泣き出してしまう。しかしC君のほうは一向に気にしないで、一方的にはしゃいでいるだけだった。そのため、先生が女の子をC君の手から救い出してやらなければならなかった。

C君の行動からは二つのことが読みとれる。

一つは、両親から暴力を振るわれたり厳しすぎるしつけを受けていたために、人に触れることや甘えることができずにいたが、触れることの楽しさを知ってからは、誰よりもスキンシップを求めるようになった、ということ。そして二つ目は、好きな子ができたとき、彼女を感情をもつ一人の人間として尊重することができなかった、ということである。

その後、著者は放課後にC君をマッサージすることにした。週に一度ではあったが、マッサージをされるとC君はとても安心して落ち着いていた。「もっとやって」とせがむこともしばしばだった。

このとき、とても柔らかく丁寧にマッサージをすることで、「C君を大切にしているよ」「C君はかけがえのない人間だよ」というメッセージを、愛情を込めて送るようにした。そしてマッサージをしてあげたあとは、逆にマッサージしてもらうことにした。一カ月も続けていると、次第に表情も変わってきて、女の子を無理に抱きしめることもなくなったのである。

マッサージをすることは、相手に尊重していることを伝え、また身体の模倣の能力を高めるための絶好の手段である。手を温めて優しくマッサージをして、筋肉の緊張を解きほぐしてあげるとよい。マッサージは、人の体に直接触れるのであるから、体の筋肉の、無意識のうちに力が入ってしまっている部分がよく分かり、その緊張に気付きやすくなる。

また第1章の虐待の項でも述べたように、人の肌の感触というものは温かくて心地よいのだ、ということを体得させる手段でもある。そのことをC君に感じさせるために、C君に著者自身がマッサージをしたわけである。

マッサージによって硬くなった筋肉のしこりがほぐされるにつれて、心の緊張もほぐれていく。そしてマッサージをする人と、される人との間に、深い情緒的な関係を築くことにもなる。

また、マッサージというのは、コミュニケーションである。一人が一方的に相手に「してあげる」だけのものではない。

親が子どもにマッサージをするときには、子どもの心の状態をうまく察知して、最も気持ちいい部位に気持ちいい触れ方で触れるようにしてみてほしい。こうすれば、親の子どもに対する思いやりの心は必ず伝わるものである。

そして今度は役割を替えて、子どもにマッサージしてもらう。子どもは親の肩や背中に直接触れ、その大きさや硬さなどいろいろなことを感じ取るに違いない。感情をもって息づいている体に触れることで、その生命力を感じるだろう。心臓に耳を当てさせ、直接その力強い鼓動を聞かせる。腕をもたせてその重さを感じさせたり、脈をとらせて生命の力を感じさせる。いつもは離れて喋っていた親の体に直《じか》に触れてみることで、その存在の大きさを感じるに違いない。そんなやりとりが、親子が互いを知り、思いやる気持ちにつながっていく。

体と体でコミュニケーションが成立する「ボディ・トーク」は、言葉のやりとりとはひと味もふた味も違った、はるかに大きな効果を期待できるのである。

名人カウンセラーは相手の体を変える

ここまでみてきたことでおわかりだと思うが、身体レベルで相手と交感し、身体軸を重ね合わせることが、人と感情を分かち合い共感を高めるためには必要なことである。そしてこれを意図的に役立てている人たちがいる。名人カウンセラーだ。

彼らは自分のところにやってくる患者（クライアント）と話をするとき、まず意図的に相手と同じしぐさや姿勢を模倣してみる。こうすることによって、カウンセラー自身が相手の感情を同じように味わうことができるということを、経験的に知っているからである。

また、真似された患者の方も、カウンセラーが自分のことをよりよく理解してくれていると感じ、信頼感が高まり、さらに深い悩みが話しやすくなる、という効果がある。これは「ミラーリング」とよばれる技法である。

他にもこんな例がある。器械体操のコーチング場面でのこと。よく観察してみると、選手の動きに合わせて同時に動いているコーチがいる。選手に身体軸を重ねて、一緒になって動いてしまうのだ。実験して調べてみると、目に見えるような動きばかりではなく、筋電図で測ってわかるような微細なレベルの動きをも、同時にしているようだ。そのような共振がみられるコーチほど、選手の動きを微に入り細をうがって把握できるため、当然指導効果も高く、優秀なコーチであるという。

育児やその他の人間関係の場面でも、ミラーリングの手法を応用することができる。悩みの相談にのるときばかりでなく、恋人をより深く理解したいときや、誰かと仲良くなりたいとき、一つの仕事を何人かで共同作業するとき、よりよい関係を築く上でミラーリングは効果がある。

さらに名人芸をもつカウンセラーになると、相手の行動に合わせるだけではなく、積極的に相手の体の状態を変えていくこともできる。

たとえば緊張している人と話をするときは、最初は相手に合わせて、コチコチの表情をして、姿勢をこわばらせて共感を深める。しかし徐々にカウンセラーの方から柔らかい笑顔を送ったり、息を深くしていく。すると、逆のミラーリングが起きて、クライアントの緊張も緩んでいくのである。

緊張している人というのは、呼吸も浅くなっている。だからこちらが相手の浅い息に引き寄せられて同じようにするだけではなくて、逆に、意識して深くゆったりとした呼吸に変えていくのだ。そうすると、相手の呼吸も次第に深く楽になっていく。

こうして、最初はミラーリングをするだけの状態だったのが、逆のミラーリングによって徐々に相手の体の状態を変えていき、最終的には相手の心の状態を変えることにつなげていくのだ。

肌から心を育てる

ここまで、思いやりを育てるには、という観点で、心身の共感と共振、そして模倣について考察してきた。身体感覚、そして肌の感覚を鋭敏にすることが、相手に身体軸を重ね、気持ちを歪みなく汲み取り、思いやりの気持ちを育むことにつながる、ということがおわかりいただけたと思う。

そしてそのためには、筋肉に余計な緊張を与えるような負のスキンシップをできるだけ避け、逆にマッサージなどの、体を柔らかくして心の凝りまでをほぐすようなスキンシップを増やすことが重要である、ということも理解していただけただろう。

昨今の幼児教育では、とかく「脳」教育の重要性が語られがちで、そのようなことを説いた書物もたくさんある。

しかし、「心」育ての観点から、体の末梢である「肌」や「体」どうしの触れ合いがいかに重要であるかを説いているものはほとんど皆無だと思う。

脳に偏った教育をすることの弊害は、とかく知識を詰め込む知的教育に偏るという点にある。知的教育に偏った結果、情操教育が軽視され、また豊かな人間関係の能力やものを感じとる能力が欠如した人間が増えてしまうことを、著者は危惧している。

人間が生きていく中でぶつかる問題の多くは、決して知性だけで解決できるものではなく、はっきりとした正解がないことのほうが多い。論理だけでは対処できず、勘や感覚といったものを頼りにせざるをえないことも多々あるものだ。

たとえば複雑な人間関係の問題、何の職業に就くか、どうやって生きていくか——。そのような、自分自身の問題、そして周囲の人々との関わり方の問題をひとつひとつクリアしていくためには、これまでみてきたように体の感覚を磨くことが絶対に重要なのである。

前述のように「肌は露出した脳」であり、また具体的に目の前にあって触れることができるものである。これに注目しない手はない。ぜひ、肌へのスキンシップを増やし、肌の感覚を磨くことの重要性を、理解してほしい。

肌から心の形成を論じることは間接的だと思われるかもしれない。しかし、目に見えず触れることもできない脳について論じるよりも、具体的に触れることのできる肌に注目したほうが、より現実的な対応が可能なことは明らかである。

これまで繰り返し述べてきたように、肌や身体といった一見、脳からかけ離れた身体の末端部への快い刺激こそが、心を形成する上で実は意外に大きな力を秘めていることは、いくら強調しても強調しすぎることはないのである。

第3章　みんな「なでなで」されたい

1　子どもを「なでなで」する

見直したい日本の伝統的スキンシップ法

この章では、スキンシップの現状をふまえた上で、スキンシップの具体的な方法について、述べていこうと思う。その際に、子ども時代だけでなく、成長して大人になってからの肌と心の関係にも注目してみていきたい。というのも、人は一生を通じて、肌に触れられることを必要としているからである。まずは、子ども時代からはじめよう。

第1章でも少し触れたが、日本では伝統的に、密着型の育児が行なわれてきた。明治以降、欧米型の育児法が流入してきたことによって、一時、それが否定されたこともあったが、見直してみると、日本の伝統的な親子のスキンシップには、優れている点がたくさんあったことがわかる。欧米の例と比較しながら、少し見てみよう。

たとえばアメリカ映画を見ていると、家族や友人など、人が出会うさまざまな場面で、挨挨代わりに握手やハグ、キスなどをさかんにしている様子が映る。これをみると、アメリカ人の日常生活でのスキンシップ量は、非常に多いように思われるかもしれない。

しかし子どもの頃の母子関係に限ってみると、日本の方が抱っこやおんぶ、添い寝などで、べったりと母子がくっついているのは、第1章でも述べたとおりだ。

日米の母子の日常生活を詳細に観察した調査によると、確かに日本では母子がくっついている時間は長いようだ。これに対してアメリカでは、常時べたべたとくっつくことはしないが、くっつくときには離れている時間の空白を埋めるように、濃密なスキンシップをしているのだという。

単純に時間の長さを比べるだけでは、スキンシップの多寡は判断できないのだ。アメリカと日本では、スキンシップの意味が質的に異なるのである。

添い寝の善し悪し

たとえば日本人に好まれる「添い寝」は、身体的な触れ合いの中でも最も密着度の高い行動のひとつである。日本ではすでに平安時代ごろから添い寝の習慣がみられた。

しかしすでに述べたとおり、明治時代に入ってきた欧米の科学的な育児法によって、これらの習慣は切り捨てられてきた。ドイツの医師・クレンケの育児書によると、「母親皆《みなみずか》自ら小児を抱きて己《おのれ》の寝床に添え寝する」のは「悪き習風《ならわし》」であり、「苟《いやしくも》開化の民たる者は為《な》さざるわざ」であると否定されている。

同じように明治十七年に、医師の柴田敬斎は「小児を背負うの害を論ず」という文章を書いている。「おんぶ」は「猿にも似た野蛮の陋習《ろうしゅう》」とまで述べている。

最近はその揺れ戻しで、これまでの触れない育児への反省がなされ、欧米各国をはじめ日本でも、触れる育児へと歩み寄ってきたかにみえることは、先にも述べた。それでもなお、「寝る」という行為に伴うスキンシップは、現代の各国の育児書を見てみると、日本のような寛容な考え方に対し、アメリカ、フランス、イギリスのどの国でも、今も反対されている。

たとえばアメリカのアイゼンバーグらが一九九四年に書いた育児書には、次のような記述がみられる。(1)

「添い寝、親子が夜同じベッドに眠ることは、うまくいくようであるが、主として他の社会での話である。我々の社会のように、自立の育成を重視し、プライバシーを強調するところでは、添い寝は広範な問題につながっていく」

「広範な問題」というのは、たとえば夫婦の眠りが損なわれることや、夫婦のプライバシーが守られない、子どもの自立が遅れる、などというものである。

このように、欧米で添い寝が反対される理由が、主として大人の視点から大人の権利を尊重するものであるのに対して、日本では終始子どもの視点で、子どもの心理的安定などの利点を理由に添い寝が勧められている。

では、添い寝は身体に、どのような影響をもたらすのだろうか。

研究によると、母親と赤ん坊を同じ布団やベッドで寝かせると、睡眠や覚醒のリズムが次第に似てくるそうだ。

たとえばアメリカの「睡眠研究所」で行なわれた調査では、母親と同じ布団やベッドで寝ている赤ん坊は、夢を見る睡眠反応を含めて、睡眠と覚醒のリズムの八割は母親と一致している、との結果が得られたそうである。

母と子は同じときに深い眠りに入り、また夢を見る。覚醒反応もほとんど同時に出現するそうだ。ところが、母子を別々の部屋に移すと、すべてバラバラになってしまうという。母子がすぐ近くにいるだけで、接触する肌を通して何らかのやりとりがなされているようだ。

しかし、睡眠が同期するということは同時に、子どもが起きると一緒に母親も起きてしまうという事態を招く。欧米ではこの点をとりあげて、「母親が睡眠不足に陥るため、添い寝は良くない」という意見が多い。

あるいは、アメリカでは添い寝による圧死が多い。特に親がアルコールを飲んで眠ったときなどに多発しているようだ。これもあって、添い寝はやはり危険だと考えられているのだろう。

しかし、見方を変えると、添い寝には赤ん坊の状態をいち早く察知できるという利点がある。これは、添い寝だけでなく、抱っこやおんぶにも共通する利点である。母親がつねに肌を接していることによって、赤ん坊の微妙な変化に気づきやすくなるのだ。また特に添い寝には、睡眠中に多発する乳幼児突然死症候群を予知する効果も大きい。

育児のすべてを親にとって「合理的」なものにしようとする欧米流の考え方に対して、日本の伝統に根ざした育児は、子どもにとって何が一番好ましいことなのかという視点に立っていることがわかるだろう。この視点は、現代の日本人も失いがちであり、残念なことである。

「抱っこ」や「おんぶ」についても、「子どもを抱くと抱き癖がつくからあまり抱いてはいけない」という意見もある。

しかし抱き癖がつくことよりも、抱かれ足りないことから起こってくる将来的な心の問題のほうが、はるかに深刻であることは、これまで繰り返し述べてきたとおりである。また、自立を促すために早くに親から引き離すよりも、特に乳幼児期にたっぷりとスキンシップをしたほうが、依存心を減少させ自立心を育てるのだということも、もうおわかりだろう。

抱っこ、おんぶ、添い寝は、ぜひお勧めしたいスキンシップなのである。

こちょこちょの効用とは

親子の温かいスキンシップは、「なでなで」だけではない。「こちょこちょ」、つまりくすぐることも、効果的なスキンシップの一つである。

日本にはかつて、「くすぐる育児」というのがあった。現在八十代以上の高齢の方であれば、記憶にあるだろう。前近代的などと思ってはいけない。日本人は伝統的に、くすぐることの効用を、身をもって知っていたのである。

この「こちょこちょ」の効用を知るために、「くすぐったい」という感覚について、少し詳しくみていくことにしよう。

「なでなで」と「こちょこちょ」――これら二つの行動は、似ているもののかなり異質な行動である。

似ているのは、どちらも親密で温かい人間関係にはつきもののスキンシップだという点である。だから、親子関係に限らず、友達や恋人、夫婦など、大人でも親しい間柄にあればくすぐり遊びをすることがある。

しかし、くすぐりが単なるスキンシップと異なる点は、「くすぐり遊び」の言葉からもわかるように「遊び」としての要素が含まれている点だ。この「遊び」としての要素を成立させているのが、くすぐられたときに生じる「こそばゆい」感覚だ。もぞもぞ、ざわざわと体の中で生じ、どうしようもなく逃げたくなる、あの感覚である。スキンシップとしての心地よさと、もぞもぞとした不快な感覚の両方をあわせ持っているからこそ、遊びとして成り立つのだ。緊張と弛緩という二つの要素がある、とも言い換えられる。

赤ん坊は「他者」の認識がないうちはくすぐったがらない

「くすぐったい」という感覚を見ていくと、面白い特徴がある。自分でくすぐってもあまりくすぐったくないという点だ。

一九七一年、神経心理学者のウエイスクランツらは、資料3-1のような装置を使って、自分でくすぐるときと他人からくすぐられたときのくすぐったさの違いについて実験を行な

資料3-1　手の平をくすぐるための装置
（ウエイスクランツら［1971］を基に作成）

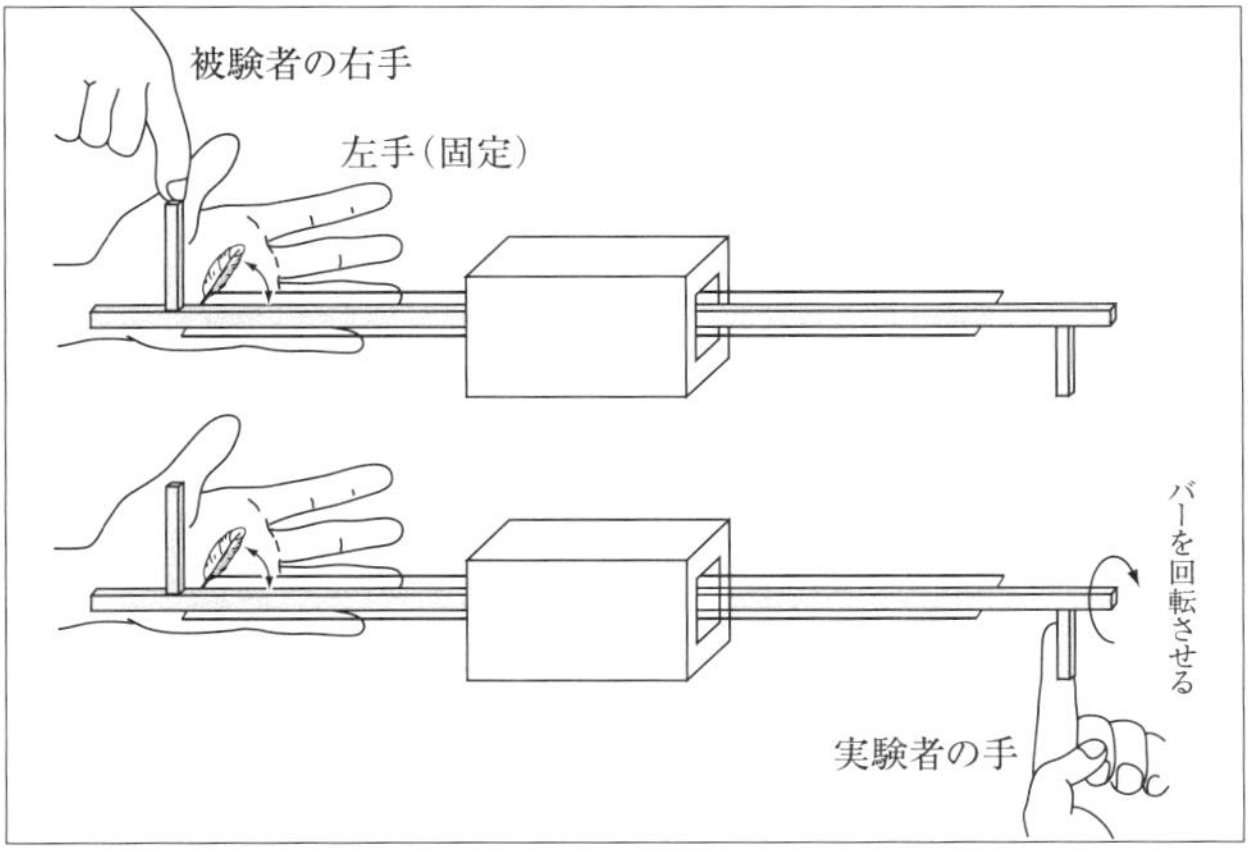

った[2]。
図の左のバーを被験者が自分で回転させると、自分の左手に羽の刺激が伝わる（図上）。一方、右のバーを実験者が回転させても、同じ刺激がくるようになっている（図下）。それぞれの条件で、被験者はどのくらいくすぐったいと感じたかについて答えてもらうという実験だ。
結果はやはり、自分で自分に刺激を与えた場合の方が、はるかにくすぐったさが小さいというものだった。なぜだろうか。
自分で自分をくすぐる場合には、自分の指が動いているという運動刺激が運動中枢に伝わる。そしてそれが脳の感覚中枢に伝えられて（遠心コピーという）、くすぐったさを感知するニューロン活動（神経細胞活動）が抑制される。要するにくすぐったさを感じるか否かには、刺激がいつくるかを予測できるか否かが重要であるらしい。自分で自分をくすぐってもくすぐったくないのは、くすぐったい刺激がくるのを予測できるので、あらかじめそれを抑制するようにニューロン活動が抑制されるからである。

これを応用して、二〇〇三年に早稲田大学の根ヶ山光一と著者が行なった研究がある。[3]

これまで心理学では、生後一年未満の乳児は、自他分離ができていないといわれていた。赤ん坊は母親と渾然一体であるような感覚をもっているのであるが、いつごろからか自他分離の感覚をもつようになる。

これまでの研究では、たとえば鏡に映った自分の顔を自分であると認識できるか否かを観察する方法を用いて、乳児の自己意識を確かめてきた。

これに対して、著者らは、自己意識の確認のために、くすぐったさの性質を利用することにしたのである。つまり、母親が赤ん坊をくすぐったときに、赤ん坊がくすぐったがれば、それは「他人からくすぐられた」という感覚をもっていることになる。しかし赤ん坊がくすぐったがらなければ、いまだに自分で自分をくすぐっていると感じているということになる。

実験の結果、赤ん坊にくすぐったいという感覚が芽生えるのは、生後七〜八カ月であることがわかった。それは他の実験で確かめられている自己意識の発達時期よりも、かなり早いものだったのである。

先の「鏡」の実験で確かめられた自己意識というのは、認知的な判断が必要だ。つまり判断するための脳の成熟を待たなければならない。ところが、「くすぐったさ」という身体感覚で反応をみると、それよりかなり早くから自他の区別を開始していることが分かる。

身体に備わる知恵である身体知は、合理的判断よりはるかに先に発達しているということができよう。

「くすぐったい」はコミュニケーションのための感覚

ところで、くすぐったいという感覚は、人にとってどのような意味があるのだろうか。

たとえば温覚や冷覚は外界の状態を認知するためのものであり、痛覚は身体に危険が迫っていることを伝えるためにある。それらに比べると、くすぐったさというのは、人にとって本質的にあまり重要な意味をもたないのではないかと思えてしまう。果たしてそうだろうか。

くすぐったい感覚が生じる場面を考えてみると、必ず人とのコミュニケーションがそこに存在する。人とくすぐり遊びをすると、不快な感覚が起きると同時にそれを楽しんで必ず笑いが起きるものだ。笑いというのは、ひとりで笑い話を読んでいるときにはあまり笑わないことからもわかるように、社会性の強い行動である。笑うときは普通、人と一緒に笑うか、笑いかける相手を求めるものだ。

このことから、くすぐったいという感覚は、コミュニケーション機能をもち、人と人との関係を強めるためにこそ存在するものであると考えられないだろうか。

くすぐりは人間だけに見られる行動ではなく、チンパンジーなどの霊長類にも見られる。チンパンジーの子どもはくすぐられると、人の子どもと同じように口を大きく開ける表情をする。そして短く浅く呼吸をして「アー、アー、アー」という声を連続して発する。人間が笑うときには、一回の呼気で一連の「ハッ」を連発するので、その点は多少異なっているが、ほぼ同じ表情で似たような声を発するようだ。

テレビの動物番組でおもしろい実験をやっているのを見たことがある。さまざまな動物をくすぐってみて、くすぐったがるかを調べるというものだ。イヌやカバ、ブタ、ヤギ、チンパンジーなど、あらゆる動物をくすぐっていた。

まずはイヌの後肢の付け根をくすぐってみた。するとくすぐられた後肢が動けなくなってしまったようで、ダラーンと伸びてしまった。カバをくすぐると、口を大きく開いて逃げようとした。ブタは大きな悲鳴をあげながら全速力で走り出した。ヤギはしっぽを小刻みに振るだけだった。

チンパンジーが最も反応が良かった。先に述べたように人の笑い声のような声を出して興奮して逃げ惑った。しまいには、人が遠くからくすぐる手の形を見せただけで興奮して逃げ出してしまった。

しかし、ワニガメやトカゲのような爬虫類はまったく反応しなかった。くすぐったがる動物というのは、進化的には哺乳類以上の動物に限られ、また高度に発達して群れ社会を作って生活する動物ほど、くすぐったがるようだ。

自分で自分をくすぐったときに、同じ刺激にもかかわらずそれほどくすぐったくないということも、くすぐったいという感覚が他の個体とのコミュニケーション手段としての要素を強くもつことを示しているといえるだろう。

くすぐっても笑わない赤ん坊

このようなくすぐったい感覚が起きるためには、くすぐる人とくすぐられる人との間に親密な関係が築かれていることが必要である。同じようなくすぐり方でも、いきなり知らない人からくすぐられたり、嫌いな人からくすぐられたりした場合には、不快な感覚しかもたらさないものだ。

著者は以前、赤ん坊のくすぐり研究をしていた際に感じたことがある。

その実験では母親に赤ん坊をくすぐってもらうのであるが、くすぐったさを感じる月齢に達しているのに、いくら母親ががんばってくすぐっても、赤ん坊は一向に笑ってくれないという家庭があった。くすぐればくすぐるほど、泣き出したり、怒り出したりしたのだ。このようなケースでは、母親のしつけが厳しすぎたり、両親と赤ん坊との触れ合いが明らかに欠如していたりすることが多く、背景には団欒の少ない冷たい家庭の雰囲気が浮かび上がってきた。

そこで実際にいくつかの家庭で調査をしてみた[4]。母親の養育態度とくすぐり遊びの頻度は関連があるのか、またくすぐられた子どもの反応と母親の養育態度との間には関連があるのか、という二点についてである。

その結果、受容的で温かい養育態度の母親ほど、頻繁に子どもとくすぐり遊びをしていることがわかった。そしてまた、そのような母親の子どもほど、くすぐられたときによく笑ったり手足をばたつかせたりして、反応も大きかった。つまり、くすぐり遊びがうまくいっている母子関係というのは、非常に良い間柄にあるといえるのである。

また、くすぐり遊びを積極的にしている母親というのは、夫婦間でもよくスキンシップをとっていることもわかっている。前にも述べたように、くすぐりは遊びの中で自然にスキンシップを促すものであり、人間関係を改善し、より親密な仲になるための特効薬であるといえるのである。

くすぐるときは、くすぐられる人だけではなく、くすぐる側も必ず笑顔である。しかめっ面でくすぐる人は見たことがない。人は笑うことでストレスが発散され、気分が良くなったり、体もリラックスして免疫力が高まることもわかっている。笑いを伴うスキンシップであるくすぐり遊びというものは、非常に健康的な行為なのである。

先に述べたかつての日本の「くすぐる育児」には、こんなすぐれた効用があったのだ。やはり伝承的な育児法には暮らしの中から生まれた知恵が凝集されていることを、再確認させられる一例である。

「触れたくなくなる」のも正常な発達

さて、ここまでみてきた抱っこやおんぶ、「こちょこちょ」といった親子のスキンシップは、成長の過程で常に必要なものだが、年齢によってその必要量が異なることも考慮しなければならない。

いつまでもべたべたと触っていればよいというわけでもなく、触れることが不快に感じられてくる年齢というのがある。これは親の側でも同じで、子どもがある程度大きくなってくると、親は子どもが自分に接触してくることを不快に感じることも出てくる。

発達心理学の菅野幸恵らの研究(二〇〇一年)によると、母親は確かに出産後の数カ月間は、子どもが自分の後を追うしぐさをしたり接触を求めてくるような行動を、心地よいものと感じている。しかし、生後六カ月ごろになると、「ふかしたてのまんじゅう」のようなぷよぷよとした肌の感触を不快だと感じるようになる母親も出てくるという[5]。

このようなときでも、子どもから接触を求めてくる場合には、やはりなるべく受け入れてあげることは必要だ。ただ、親がそれを多少不快に感じ始めるというのは、順調に子離れが進んでいるからこそでもある。

不快に感じるのに無理に触れるのはよくない。不快なのに無理やり触れようとすると、必ず触れ方に影響が現われる。たとえば、手のひら全体で触れずに指の腹だけで触れるようになる。すると触れられた子どもは敏感にそれを察知する。そして触れてもらっているのに心地よくない、という矛盾を感じるようになる。

これは「ダブルバインド」とよばれ、子どもの心を二つの異なるメッセージで板ばさみにしてしまうことになる。「愛している」というメッセージと「でも触れたくない」という二つのメッセージの矛盾に気づいた子どもは、どちらを信じたらよいのか分からず混乱してしまうのだ。

だから子どもがある程度大きくなってきたら、べったり密着型のスキンシップから、背中や頭をなでなでするようなスキンシップに切り替えるのがよいと思う。これまでみてきたように、スキンシップの重要性はどんなに強調してもしすぎることはないが、いつまでもべったりと密着状態である必要はない。むしろ、子どもが発達するにつれてスキンシップの質は変化するべきなのである。

生まれてから一生の間、スキンシップは必要だ。ただし、乳児期、幼児期、学童期、思春期、青年期、壮年期、老年期と、それぞれの時期に必要なスキンシップの量と質というものがあり、それに適した方法で触れることが大切である。

もちろん、赤ん坊のことが最初からかわいいと思えなかったり、触れることが過剰に不快だったりする場合は問題だ。このような場合には、タッチケアを指導するなど、親への教育がなされることが必要である。そして子どもにとっても母親にとっても心地よい、そんな触れ合い方を覚えてもらいたいのである。

思春期には肌のプライバシーを侵さない

資料3-2のグラフを見てほしい。これは大学生を対象に、幼稚園、小学校、中学校、高校、現在のそれぞれの時期に、両親と友人からどの程度触れられたか、について調査したものである。[6]

それによると、生まれてから徐々に減少していた両親とのスキンシップは、思春期を境に激減している。そのかわりに、異性とのスキンシップが若干増えている。両親とのスキンシップの量が思春期に激減するのは、両親からの自立心の表われでもあるから、思春期を過ぎても親の側からべたべたと触れることはやめたほうがよい。もちろん、子どもの側からスキンシップを求めてきた場合には、十分に受けとめてあげることも必要ではあるが、親の愛情を一方的に押し付け、いつまでも小さい子どもと同じ扱いをすることは、負のスキンシップにさえなり得る。

子どもにとって、その時期にべたべたと触られることは、第1章の「共通皮膚」の部分で

資料3-2　スキンシップの量の発達時期による違い

（鈴木・春木[1989]を基に作成）

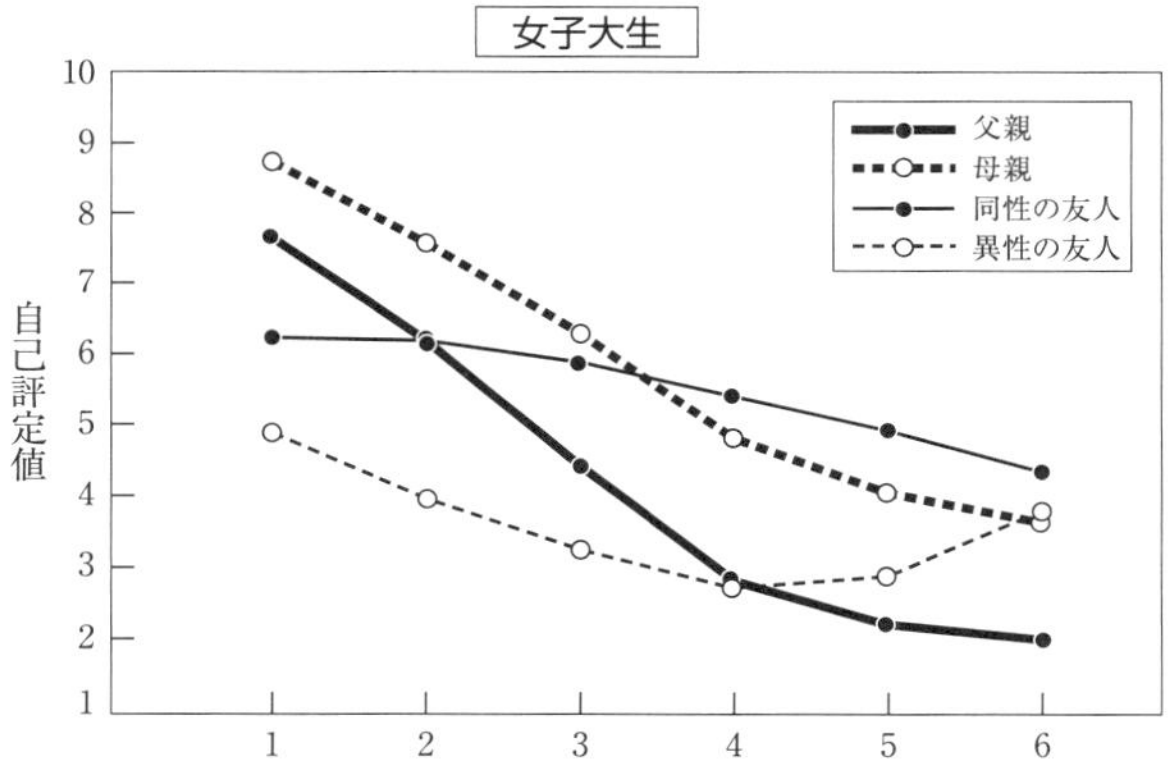

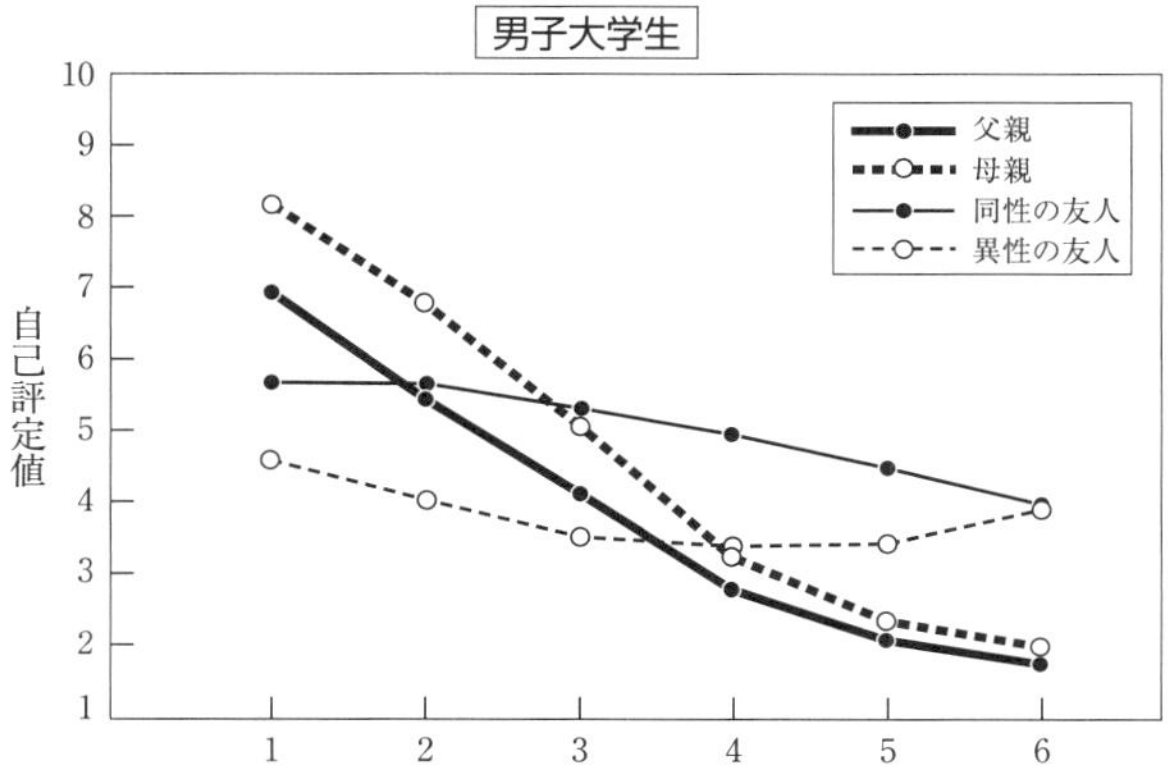

横　軸

1：幼稚園まで　　4：中学校時代

2：小学校1年から3年まで　　5：高等学校時代

3：小学校4年から6年まで　　6：現在

述べたような母子（または父子）の一体感を強制され、自分のプライバシーを侵されるような経験にほかならない。特に異性の親が触れる場合は慎重になる必要がある。

しかし全く触れないと、親子の距離がますます離れてしまうことになりかねない。どのようにしたらよいだろうか。

ひとつは、ワンポイント型のスキンシップをすることである。

たとえば、テストの成績が悪くて落ち込んでいる息子に、「次はがんばれよ！」と言って肩をポンッと叩く。部活の試合で勝って嬉しそうに帰ってきた娘に手を差し出して「おめでとう！　よかったね！」と言いながら固い握手をする。これだけのスキンシップで、言葉で伝えるメッセージの何倍もの感情が伝わる。

このとき注意すべきことは、できるだけワンポイントで短時間にすることである。ちょっと長くなっただけでも、子どもにとっては恩着せがましく感じられたり、別のメッセージとして受け取ってしまうこともあるからだ。

このようなワンポイント型のスキンシップを効果的に使うことができれば、ふだんあまりコミュニケーションができなくなった思春期の子どもとの、心の交流が期待できる。両親に対して意固地になって反抗していた態度も、和らぐことだろう。

ただし、それまでまったくスキンシップがなかったり、明らかに親子間に心理的な壁が生じているのに、思春期になって突然、親の方からこのようなスキンシップを始めたりすることはまったくの逆効果であるということも、補足しておこう。あくまでも、幼少期からの継続的な触れ合いの積み重ねがあってこそ成り立つ、思春期のスキンシップ法なのである。

母と息子の密着は男性能力を奪う

動物行動学のハーロウは一九五八年、アカゲザルの隔離実験による膨大な知見から、愛情と子離れをうまく説明している。(7) それによると、人の愛情には次の四つの系列があるという。

（1）母性的愛情系：母子の愛情
（2）父性的愛情系：父子の愛情
（3）仲間の愛情系：仲間同士の結びつき
（4）異性の愛情系：異性間の性的な結びつき

これら四つの愛情系はそれぞれ独立して発達していくが、「母性的愛情系」と「仲間の愛情系」「異性の愛情系」とは、相互に影響を及ぼし合ってもいる。

まず、母ザルは子ザルを「母性的愛情系」により愛し、保護するが、ある時期になると、将来子ザルが自立できるように、身体接触を断つようになる。つまり「母性的愛情系」は、ある時期を境に弱まっていく。

一方、この時期は、子ザルの探索欲求が高まり、仲間に興味をいだくようになる時期と呼応している。子ザルの側の「仲間の愛情系」が強まるのと同時に、将来の子ザルの分離、独立にむけて、「母性的愛情系」は質的な変化をしていくのである。

ところが、母子がいつまでも密着しすぎていると、母子の愛情系が強くなりすぎて固着してしまう。すると、次にくるべき「仲間の愛情系」への移行がスムーズにできなくなり、さらには「異性の愛情系」も正常に発達できなくなってしまうのだ。

一方、こんな例もある。動物園でいつでもエサをもらうことができて、襲われる危険もなく、配偶者を見つける必要もなく、安穏とした環境で育ったチンパンジーなどの野生動物は、次第に獲物の捕らえ方や、野生の生殖本能が衰えていってしまうという。自分をアピールし、オス同士の争いに競り勝ってメスを獲得する、という本能的な力が衰えてしまうのだ。

これら二つの状態を合わせたものが、人間でいえばいわゆる「マザコン」ということになる。彼らは親による過保護や甘やかしによって、成人男性としての能力が奪われてしまっている。そして母親との愛着がいつまでも強く、大人になっても続いているため、自分から積極的に恋人や配偶者を探してアタックする、といった行動をとらなくなってしまう。また同性の友人も少なく、母親べったりになっている傾向がある。

このようなことからも、母親だけが子どもとスキンシップをしている状態は避けるべきなのである。第1章でも述べたように、社会性を育むためには、父親とのスキンシップが大きな意味をもつ。自立はできても社会で人とうまくやっていくことができず、結局引きこもりになってしまう若者が増えているのも、父親との接触が少ないことが一因とも考えられる。

逆に、社会性は高いが依存的で自立できない若者も増えている。一昔前に流行った「パラサイトシングル」や「フリーター」の増加といった問題だ。こちらは子どものころに母親とのスキンシップが足りなかったことが原因の一つとして考えられる。

母子関係の異常を引き起こさないようにするためには、父親が積極的に子どもと触れ合うことが大事だろう。父親は「高い高い」や「おんぶ」、「肩ぐるま」などのスキンシップに象徴されるように、子どもに大人と同じ目線で世の中を見せ、その厳しさを教えてくれる。

また、おんぶされているときは、赤ん坊は当然父親の身体とともに同じ目線で空間を移動する。この行為は物事をいろいろな角度から見る能力を育ててもいるようだ。

たとえばイヌイットの母親は、寒さから守るために赤ん坊をいつも背中におんぶしてその上から毛布で固く巻いている。彼らは成長すると、ある光景を一点だけからではなく、いくつもの視点から同時に眺めることや、機械の分解や組み立てといった空間把握能力に驚くべき才能を表わすという。この才能は、イヌイットの場合は父親ではなく母親にではあるが、幼児期にいつも背中におんぶされていることで身につくのだと考えられている。

世の中の出来事をいろいろな角度で見て検討できるようになるには、父親の「おんぶ」のような体験は欠かせないものなのである。そしてそれは、親のもとから真の意味で自立して、社会へと巣立っていくときに、大いに役に立つのである。

若者たちの肌の隔たり感

さて、思春期を過ぎ、「若者」と呼ばれるようになった子どもたちは、どのような触れ合いをしているのであろうか。

それをみていく前に、最近読んだ興味深いコラムをひとつ、紹介しよう。

作家の五木寛之が書いていたものである（朝日新聞二〇〇三年七月二一日付朝刊）。それはこんな内容だった。

戦後しばらくたった昭和二十年代のころというのは、子どもたちはごく自然にモノを貸し借りしていた。

たとえば女の子がガムを噛みながらむこうからやってくる。仲間の一人が、「ガム、貸して」と言うと、「うん」と、その子は口の中からガムを取り出して手渡す。借りたガムをしばらくクチャクチャ噛んでから、「ありがと」と言って返す。返された子は、平然と再びそれを口に入れて噛みながら去っていく――。

果たして今の子どもはこのようなことができるだろうか。

また、同じコラムの中で五木は、電車の中での不思議な体験について書いている。

若い男性や女性が、各自十センチほど間隔をあけてシートに座っている。体がくっつくのが嫌らしい。そこへ体格のいい中年女性が割り込んだりすると、両脇の若い客が、体をずらして席をあけるのではなく、サッと立ってしまう。他人と肌を接することに、よほど抵抗があるようだ――。

このコラムの内容を裏づけるようなデータがある。著者は、十年前と一昨年の二回、着席行動について検討したことがある。資料3‐3のようなテーブルで初対面の人と話をするとき、どの椅子に座りますか、という質問だった。●の位置に相手が座っている。

資料3‐4は著者が十年前に調査した数字と、現在の数字とを比べたものである。これを

資料3-3　座席の選択課題

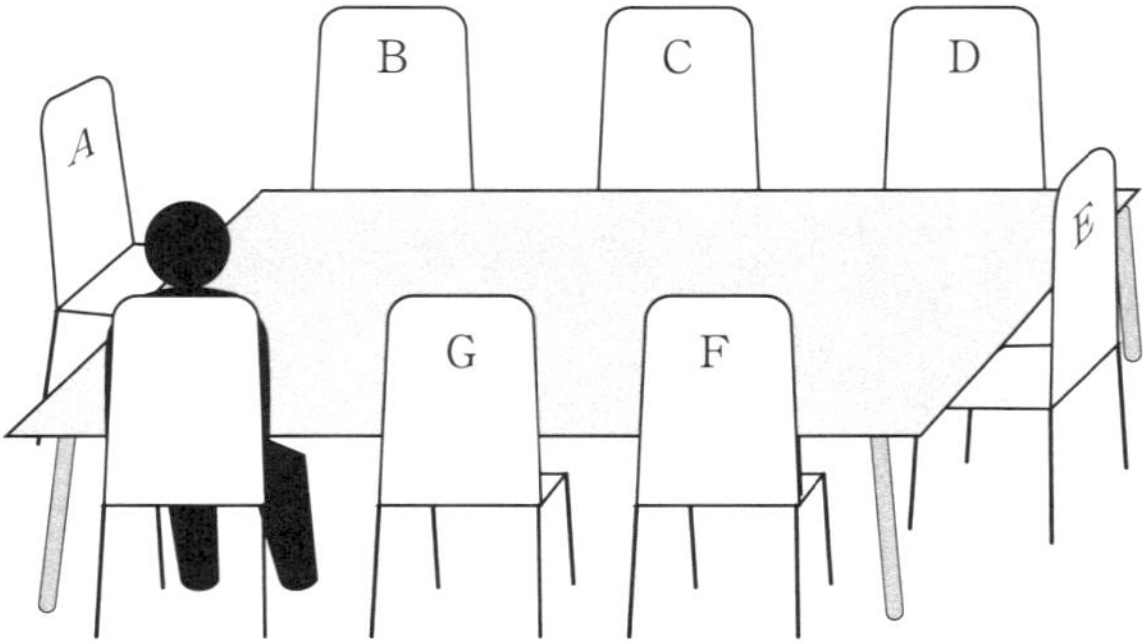

見ると、十年前は相手の正面に座る人数は斜め前よりも多かったのだが、去年のデータではこれが逆転している。見知らぬ人に対して距離をとりたい、触れられたくない、という心理が強まっていることを示している。

人との距離というのは、パーソナルスペースといい、自己防衛の機能をもっている。だから最近の若い人たちは他人に対して防衛意識を過剰に高めているといえるのだ。

逆に、親密な相手とは所構わずべたべたとする、ということも指摘されている。親しい相手に対してと見知らぬ他人に対してとで、行動を百八十度変えてしまうのが、現在の若者の特徴なのだ。

資料3-4　各々の座席の選択人数

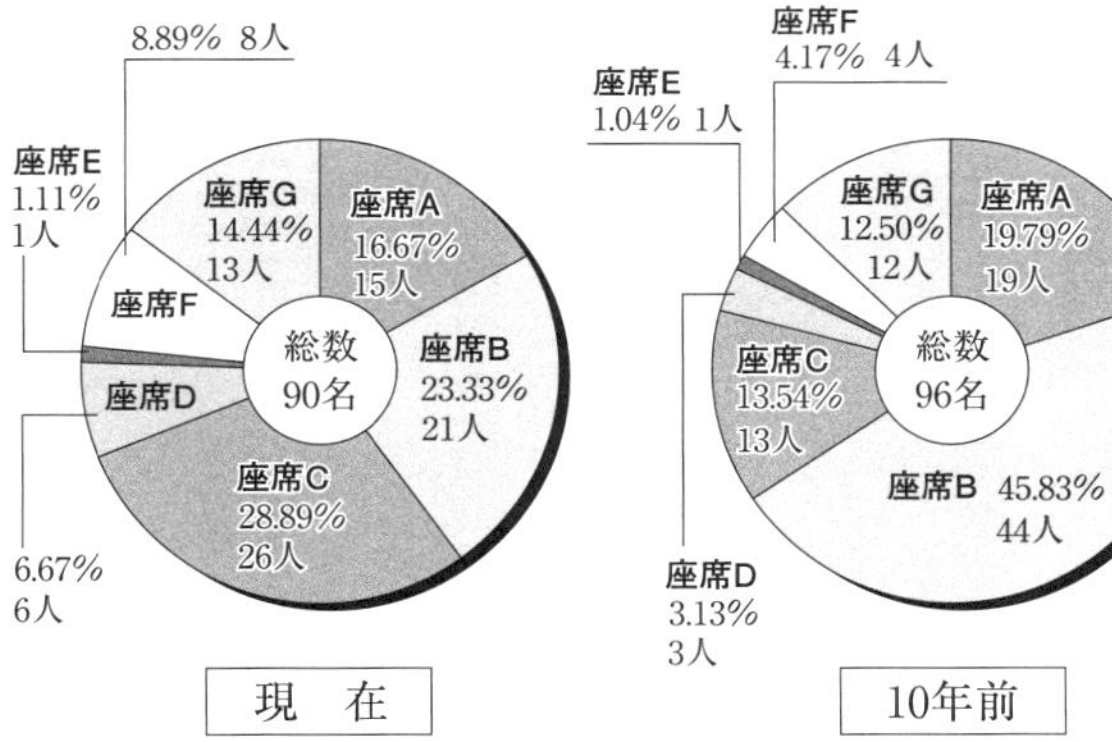

それはまた、視線行動にも現われている。電車の中で化粧をしている若い女性が目立つようになって十年以上は経つだろう。彼女たちは、一見すると、誰の視線も気にしていないようだが、実は親しい友達や恋人からは少しでも綺麗に見られたいと思って化粧をしているわけだ。ここでも親しい相手に対してと見知らぬ他人に対してとで、行動をはっきりと二分させていることがわかる。

昔は、自分と他人の区別、そしてウチとソトの区別が大らかな社会だった。だからモノの貸し借りも頻繁に行なわれていたし、他人と肌を触れ合ってもあまり抵抗はなかった。母親からは十分に抱っこしてもらい、友達とも自然に肌を触れ合う遊びをしていたからだろう。

他人から触れられる、ということは他人が自分の領域を侵すということに他ならない。握手にしてもハグにしても、スキンシップには自他の境界の区別を一時的に解除する作用がある。小さいころからの肌が触れ合う体験が少なくなったことが、他人への距離感を強め、ウチとソトの区別を強くすることにつながったのではないだろうか。

融合感覚の欠如は、隔たり感覚を強めることになる。第1章で、肌の境界感覚が強すぎると自閉的になったり傍若無人になったりする、というような問題を指摘したが、まさに現在の若者たちの中には、その状態にある者が多いといえよう。

犯罪傾向をも変えたスキンシップ不足

このように人との距離感が変わってきたことは、少年犯罪の性質をも変化させている。

埼玉県警少年サポートセンターの湯谷優は、最近の少年非行の現状について、次のように述べている。

近頃のひったくりはたいていが地元でやられる。これはモラルの低下という問題以前に、地域の人々の間の絆が薄れているからだ。たとえば東南アジアの国々では、地元の人を狙うということはほとんどなく、たいてい外国人が狙われる。ソトの人だからこそ狙うわけだ。ひるがえって今の日本の少年たちを見ていると、近くに住んでいる人でさえ外国人のような感覚をもっているのではないか。ウチとソト、つまり地域の内の人、外の人の境界が変わってきているのだ——。

現代の若者も、仲間意識は非常に強い。しかしその意識は本当に身近な数人の仲間だけである。その数人だけはウチであるが、それ以外の人はみなソトなのだ。ソトの人なら高齢者であろうと、かよわい女性だろうと狙っても構わない、ということになる。

他人から触れられることを嫌がる現代の風潮と、このような犯罪の増加とは無関係ではないだろう。そしてそれが、ともに境界感覚の異常な強さに起因し、スキンシップ不足もその原因として大きく関わっているのだとすれば、見逃してはおけない。このような時代だからこそ、スキンシップの意義をもう一度見直してみる必要があると痛感する。

しかし、青年期ともなると、もはや幼児期のような親子のなでなで、といったものが効力を発揮する年頃でもない。前述のように、むしろ、恋人や配偶者といった異性とのスキンシップにその重点は移行する。

そこで、ここまでは、親子のスキンシップの効果についてみてきたわけだが、続いて、ある程度大人になってからのスキンシップ――男女のスキンシップ――についてみていこう。

2　異性を「なでなで」する

男は女より触れられずに育つ

〝スキンシップ必要説〟というものがある。人間には、必要なスキンシップ量がある。これは、日本人がどうのアメリカ人がどうのという問題ではなく、人間は本能的にある程度のスキンシップを必要としているのである。キスする、抱きしめる、握手する、肩に手を置く、などなど。これは、異性に対してだけではなく、子供や同性とのスキンシップも『必要なスキンシップ量』にカウントされる。ところが、日本人の場合、その必要量に満たない場合が多い。女性は、子供に触るチャンスがあるからまだマシだが、男性の場合は完全に足りない。というわけで、日本人男性は、スキンシップの欲求不満状

態に陥るのである。（がらくたコラム、アサヒ・コム二〇〇二年四月五日付）

この記事によると、男性は女性よりも圧倒的にスキンシップの量が少ないため、慢性的なスキンシップ不足に陥っているという。

たしかに、街を歩いている若い女性を見ると、女性どうしで手をつないだり腕を組んだりしているのは珍しくはない。しかし男性どうしのこのような行為は見たことがない。

実際に大学生にアンケートをしてみても、乳幼児期からすでに、女性は男性よりも両親から豊富なスキンシップを受けているという結果が出ている。

このように女性は小さいころから、両親や友達と触れたり触れられたりして育つなかで、自然にスキンシップの欲求が満たされていることが多いようだ。それに対して男性は小さいころから、早く自立させよう、強くたくましくさせよう、と育てられる傾向が強い。スキンシップは人への依存を促すものだと考えられて、あまり触れずに育てられるのである。そのため、大人になってもスキンシップをすることに抵抗が強く、その欲求を満たすことができないのだろう。

では、このように触れ合うことに対する意識が異なる男女間においては、どのようにスキンシップを行なったらよいのだろうか。夫婦関係にない男女の場合と、夫婦の場合とに分けて、みていこう。

性的な「裏心」を厳しくチェックする女性

まず、夫婦関係にない男女の場合である。今から二十年も前になるが（一九八三年）、アメリカの心理学者ヘスリンらは、質問紙を使って大学生二百八名に、触れられたときに感じる「快‐不快感」について評定してもらった(8)。

すると、男性はタッチの意味を性的な意図に拡大解釈する傾向がみられた。一方女性はどうかというと、タッチをしてくる相手との親密さによって「快」と判断するか「不快」と判断するかを決めていることがわかった。そして特に男性からのタッチは、性的な意図があるかないかを厳しく区別していることがわかった。

よく、ＯＬが上司の男性から気安く触れられると、「ムカつく」と反応しているという話を聞く。親しくない上司から触れられることは、たとえ軽い挨拶程度だとしても不快に感じるようである。セクハラとしてとりあげられる場合も多々ある。

だから、触れる必要があるときには、性的な裏心があると受けとられないように、タッチの仕方とタッチする部位を慎重に選ぶことが大切だ。

著者が約七年前に行なった、大学生を対象にした実験を紹介しよう。

男性の被験者には男性の実験者が、女性の被験者には女性の実験者が、肩と腕それぞれに対して「軽く叩く」「なでる」「触れておく」の三種類の方法で触れ、そのときの感じ方について測定した。

すると、女性は腕よりも肩に触れられる方が「快」に感じる度合いは高かったが、男性ではこの差はみられなかった。

この実験で面白いことは、女性は触れ方によっても感じ方が異なることである。女性は「軽く叩く」タッチには「励まされた」感じを受け、「触れておく」タッチには「緊張した」のである。ところが、男性ではこの差はほとんどなかった。

このことから、男性が女性にタッチするときには、とりあえずは肩を軽く叩く程度にとどめるのが無難だといえる。それ以上のタッチは、恋人どうしになってからだ。

一方で、女性でも親しい男性から触れられることは「快」が伴うものとして歓迎されている。さらに、親しい相手に触れられたいという欲求は女性の方が強いというデータもある。

男性は触覚より視覚が優位

それでは、スキンシップの欲求というのは男女でどちらが強いのだろうか。

幼稚園で遊んでいる子どもを観察してみると、男の子よりも女の子の方から異性に触れることが多いようだ。本来のスキンシップへの欲求というのも、女性は男性よりも強いといえるのではないだろうか。

このことは、別の心理学者も指摘している。アメリカの心理学者のアーチャーは、「カップルでは女性の方が人前で男性の身体に平気で触れる。たとえば、二人がさりげなく座っている時に、女性は男性の膝や、腿《もも》のあたりにまで手を乗せるかもしれない。男性がこんなふうに人前で女性にタッチするのは、きわめてまれである」と述べている。(9) アーチャーは、このようにほとんど無制限とも思えるスキンシップの特権を楽しむのは、むしろ女性の方である、としてこれを「身体接触のライセンス」と名づけた。

ただし日本人女性の場合はそれほど大胆ではないかもしれない。

しかし日本でも女性の方が、生まれてから成人するまでに人に触れたり触れられたりする量が男性より多いという調査結果からもわかるように、女性はスキンシップの必要量をより満たしているといえるだろう。

しかしひるがえって、日本人の男性の場合、スキンシップの欲求を満たすことは困難を極める。

アメリカ人ならまだよい。普段から同性、異性を問わず握手をしたり抱き合ったりしているからだ。日本人の未婚男性の場合は致命的に必要量に足りていない。残念ながらデータはないが、後述するセルフタッチ（自己接触）をすることで補っているのかもしれない。あるいはその欲求を仕事に向けたり別の手段で発散させているのかもしれない。

いずれにしても、スキンシップが必要量に足りていないということは、親密な人間関係が足りないということにつながる。

そこで今年になって、次のような調査をしてみた。大学生のカップルを対象に、恋人どうしでどの程度スキンシップをとっているかを調べ、そのカップルの精神的健康度についても測定するのである。すると、女性は相手の男性とのスキンシップの量が少ない人ほど精神的健康度が低いことがわかったのだ。仲が良かったのに、スキンシップが足りないことだけが原因で相手と別れてしまった女性もいた。男性側がスキンシップを敬遠したためである。

一方男性は、スキンシップの量と精神的健康度とはほとんど関係がなかった。未婚男性は、スキンシップの欲求不満をもはや感じなくなってしまっているようだ。

その原因を性の違いから考えてみたい。

たとえば「鳥肌が立つ」という現象は、嫌悪感を表わす言葉ではあるが、女性のセックスのエクスタシーのときにも出てくる感覚である。女性のエクスタシーというのは、男性にとっては永遠の謎なのだが、そのとき、髪の毛が総立ちになるような感覚、と表現されることがある。ところが男性の側にしてみれば、髪の毛が総立ちするような「鳥肌が立つ」感覚などまったく実感できない。

セックスが生殖を意図するものでなくなり、コミュニケーションの手段として用いられるようになった人間は、それを感覚として楽しむようになった。男性は実体のない女性の裸の写真を見て、視覚により性衝動を起こすが、女性はこの「鳥肌が立つ」皮膚感覚の刺激がなければ性衝動は起こりにくい。女性は皮膚の感覚が男性よりも鋭敏なのである。

この鋭敏な皮膚感覚を、物事を判断する基準にもしているため、「好き - 嫌い」「快 - 不快」などの感情で意思決定をするようになる。また皮膚で直接触れることができるような、リアルで具体的な思考を好むようになる。

それに対して男性は、皮膚感覚よりも視覚が優位であるから、写真や映像のような、実体のないヴァーチャルな刺激でも目的を達することはできる。だから頭の中で空想をめぐらせたり、論理を追究したりするのが得意なのである。

こう考えると、男性にとっては皮膚感覚を磨くことが、女性の心を理解する第一歩であるともいえるだろう。

それでは、男性は果たして、どのような触感を磨いたらよいだろうか。

博報堂生活総合研究所の調査では、男女の触覚の違いが浮き彫りにされている。[10]

女性がピンとくる触覚というのは、「もこもこ」「ふかふか」「ふわふわ」「ほんわか」といった柔らかい触覚であるのに対して、男性は「でこぼこ」「ごつごつ」といった硬さに反応していることがわかる。

男性が女性の心を理解する早道は、このような柔らかくて掴みにくい触覚をリアルに感じられるようになることだろう。そうすれば、女性の手を握るときにもその柔らかい手を優しく握ることができるようになるに違いない。

夫婦でも、触れることで気持ちが変わる

次に、夫婦関係にある男女のスキンシップについて、みてみよう。

アメリカのニューエン・ミッシェルらは、一九七六年に、既婚、未婚のカップルそれぞれ

資料3-5　15の身体部位（ニューエンら［1976］を基に作成）

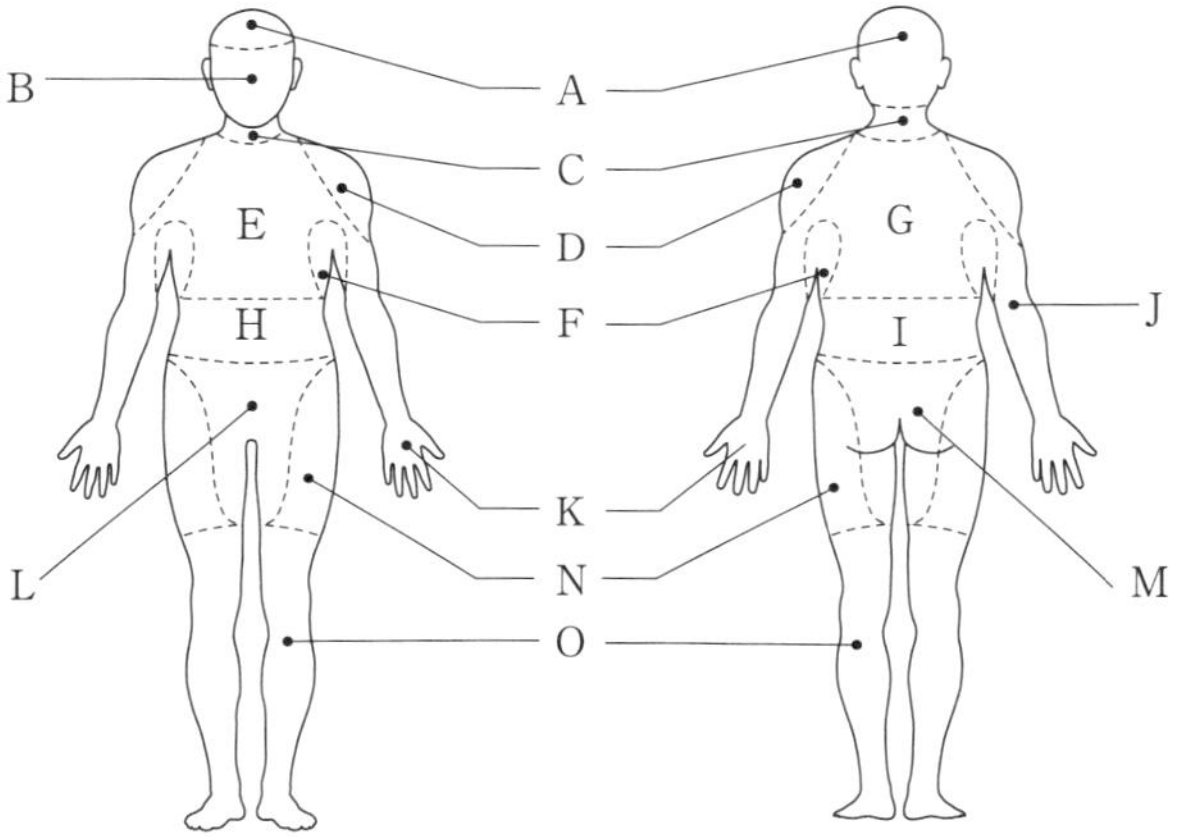

二十六組に対して、身体のさまざまな部位を図に示し、同性あるいは異性から四種類の触れ方で触れられた場合の感じ方を回答してもらった[11]（資料3-5参照）。触れ方は「軽く叩く」「しっかりと握り締める」「なでる」「（偶然に）触れる」の四種類である。

その結果、興味深かったのは既婚の男性の評価である。女性は、未婚、既婚にかかわらず、恋人や夫から触れられることを強く望んでいた。これに対して既婚男性は、未婚男性よりも、タッチされることを最も否定的に評価していたのだ。

結婚すると男性は、妻に触れられることに、悦びや満足感を感じなくなってしまうというのだ。タッチされることは、心地よさどころか、妻からの拘束を意味するものとして嫌がる人さえいた。

日本でも、女性は結婚後も、結婚前と同様に夫からのスキンシップを求めているのに対して、男性は結婚すると妻とのスキンシップそのものへの関心が薄れてしまうようだ、という話はよく聞く。これでは、夫婦関係がうまくいくはずはない。街中を歩いているカップルを見てみても、明らかに既婚者と思われるカップルは、手をつないだり、腰に手をまわしていることは少ない。

これはもちろん、青春時代を送った時代背景もあるだろう。手をつないで歩くことなど考えられなかった時代に青春の日々を送った人々は、現在でも触れ合うことに抵抗があるのは当然だ。最近の若いカップルが街中でべたべたしているのを見るにつけ、彼らが夫婦になった後はどのようになるのだろうかと、興味津々になる。ぜひ観察を続けたいものである。

それでは、結婚後のスキンシップはどうすればうまくいくのだろうか。

一つの例として、アメリカの夫婦のようすをあげてみよう。

著者はじつはハワイで結婚式を挙げたのだが、そのとき牧師から「幸福な結婚生活のための十カ条」という紙片を頂いた。その十カ条の中の一つに「共感と支援を相手に示しなさい」

というのがあげられていたのだが、そのためには、「相手の考えや気持ちを理解する努力をし、言葉だけでなく、手を握ったり肩を抱いたり、相手に優しく触れることで思いやりを示しましょう」とあったのだ。

確かにアメリカの映画やホームドラマなどでは、年老いた夫婦でも手をつないだり肩を抱いたりして歩いている。この文はいかにもアメリカらしい条文だなあ、と思ったものである。一方、日本では、夫婦も長年連れ添っていくうちに、愛の言葉も少なくなり、スキンシップもなくなってくる。言葉で愛情や共感、支え合いの気持ちを伝えるのさえ、照れくさくなってくる。むしろそのようなことをしないで、以心伝心、お互いに空気のような存在になることが良い夫婦だと思われてさえいた。

しかし時代は変わり、女性も男性と対等に仕事をする時代である。女性の意識は格段に高まっている。昔のような唯我独尊の亭主関白では通用しないだろう。どうすればよいか。

夫婦でもさりげないスキンシップならできるだろう。たとえば日々の暮らしの中で、「いろいろとよくやってくれてありがとう」と伝えるのに、優しく肩を抱いてみる。また、夫が仕事から帰ったときに、妻はたまには肩を叩いたり、全身をマッサージしてあげる、というのも非常に有効だろう。

お返しに、夫から妻に、肩叩きやマッサージをしてあげることも忘れてはならない。マッサージをしてあげている中で、相手をいとおしく思う気持ち、思いやりや慈しみの感情が、昔のように湧いてくるはずである。行動をすることで心の状態が変わる、ということを必ず実感できるだろう。逆に、行動なくしては、心の状態は変わらないのである。

まずは行動を変えてみることだ。人間関係を変えるのには、相手の行動をコントロールしようとするのではなく、まずは自分の行動を変えてみることが基本になる。

スキンシップに無関心な男子学生

著者が二〇〇二年に、大学生とその親を対象に行なった「最も印象に残るスキンシップ」についての調査の中で、ある大学生の母親は夫との関係について次のように書いていた。

「長い結婚生活の中で、（夫の）ちょっとした優しさに深い感動を覚えます。『坂を登るときに差し伸べてくれる手』『自分で揉んでいる肩を、そっと後ろから揉んでくれる手』そんな小さな優しい気持ちに、深く感動するのです」

女性はさりげないスキンシップを望んでいる。そのことで夫からの優しさや愛情を確認しているのである。

この、印象に残るスキンシップについての調査で、大学生が書いたものを読んでいくと、女子学生の方がスキンシップについて遥かに深い問題意識をもっており、また触れ合ったときの気持ちを細かく記憶していることがわかった。

たとえば、女性は「恋人に抱きしめられて嬉しかったこと」「大学の合格発表で母親と抱き合って喜んだこと」「介護実習で老人と触れ合ったこと」などの、さまざまな場面における触れ合いの記述が豊富にみられた。

反対に男子学生の方には、これといった具体的な記述は皆無だった。確かに男性は、触れる経験自体が、女性よりも少ないかもしれない。しかし、男性の側にも、女性を抱きしめたり手をつないだりした経験など、その相手の女性と同じ数だけあるはずなのに、ほとんど何も書かれていなかったのだ。女性が感じたであろう感動を男性は感じなかったのか、少なくとも記憶に残るほどのインパクトはなかったのだろう。これには驚いた次第である。

欧米では、ここ数十年の間に、性に関する行動に対しては社会的な制約がゆるみ、恋人や夫婦が性的なスキンシップをすることは、映像メディアのみならず日常場面においても、容易なことになってきた。

ところがそれとは逆に、性的なニュアンスを含まないスキンシップは減少しているという。

アメリカの多くの学校では、先生が生徒に触れることは法律で禁止されている。カウンセラーやセラピストがクライアントに触れることも、多くの学派では倫理的に禁止されている。州によっては、子どもと一緒にお風呂に入ったりプロレスごっこをするだけで、虐待だと扱われることさえあるという。

実際にあったことだそうだが、ある日本人の父親が子どもとプロレスごっこをしていたときの写真を現像してもらったところ、写真屋の店主が警察に通報し、この父親は逮捕されてしまったそうだ。特にアメリカでは、児童虐待が深刻な問題となっているため、社会全体が過敏にならざるを得ないという事情もあるようである。

3　自分を「なでなで」する

セルフタッチは不安やストレスのサイン

ここまで、誰かに「触れ‐触れられる」という、他人との間のスキンシップとその効用についてみてきた。

一方で、自分の皮膚感覚というのは、自分一人でも有用な刺激を加えたり鍛えたりできるものだろうか。そしてまた、自分の身体の無意識的な動きや感覚を客観的に見ることで、自分をよりよく知ることはできるのだろうか。

まずは、自分で自分に触れることの意味、そして効果について、みてみよう。


人は、不安や緊張が高まったり、困惑したりすると、自分の体に触ることが多い。首の後ろをさすったり、鼻の下をこすったり、頬をなでたりする。

もともとセルフタッチは、新生児が自分の身体を認識するための行為である。新生児は起きている時間の実に二〇%は、手を顔や口にもっていく。また生まれる前の胎児の段階から、すでに、指しゃぶりをしたり手で顔に触れたりしている。

セルフタッチの面白いところは、たとえば手で顔に触ることは、手と顔の皮膚の両方を刺激しているというところにある。このように、手の運動感覚の体験とそれによる顔の触覚の知覚が結びつくことによって、自分の身体を同定しているのである。

それでは、どのような場面でセルフタッチが多く出現するのだろうか。心理学者のゴールドバーグらは一九八六年、面接場面で、被験者にプライベートな質問をして不安を喚起させる場合と、雑談をする場合とを比較して、どちらの場面でセルフタッチがより多く起こるかを観察した。[12]すると前者のほうが、被験者の不安が高まり、圧倒的に多くのセルフタッチが起こることがわかった。

また幼稚園における幼児の行動を観察した研究によると、幼児の指しゃぶりが増えるのは、幼稚園に入園したばかりのころや、何かを奪い合って負けたとき、叱られたとき、知らない人が部屋に入ってきたとき、母親と別れたとき、などであった。これらの場面は、要するにストレスや不安が高まった状態であることがわかる。

つまり、セルフタッチが多い人というのは、緊張したりストレスを抱えていたり、欲求不満で心が不安定になりやすい人である、ということがうかがえる。

嘘をつくときにも、人はセルフタッチをする。それは嘘をつくことによって、不安が高まるからだ。この場合は独特の行動を示す。口を隠そうとするのだ。鼻を触ったり口の周りを手で擦ったりして、口を相手に見えないように遮ろうとする。

ここで、嘘をつくのが上手な人と下手な人との違いについて、注目してみよう。

こんな実験をしてみた。被験者が嘘をつく場合と本当の話をする場合とで、セルフタッチの度合いが異なるかについて検討したのだ。このとき、予め二百名ほどの学生にアンケート調査を実施して、社会的スキルの得点を測っておき、その高得点者と低得点者を被験者に選んだ。

社会的スキルとは、人とうまくやっていくための技術である。人は嘘をつくとき、相手に嘘が漏洩してしまう不安やストレスが高まり、セルフタッチが多くなるわけだが、社会的スキルが高い人はそれを相手に悟られないように、自分の行動をコントロールできるか否かについて調べたわけである。

実験では、日常場面で起こったできごとについて、一分程度の話をしてもらった。このとき、本当の話をしてもらう場合と、嘘を盛り込んだ話をしてもらう場合を、それぞれビデオで撮影した。そしてそのビデオを後日、実験の目的を知らない人たちに評定してもらった。

ビデオ評定の結果、社会的スキルが高い人も低い人も、本当の話をするときよりも嘘の話をするときの方が、セルフタッチは増加していた。従来の研究と同様、特に手で鼻や口に触る動作が増加していた。これは無意識のうちに手で口を覆い隠そうとしたり、あるいは緊張した口周辺を触って緩めようとして、自然に手が口元へいってしまうのだろう。

また、その増加の割合は、社会的スキルの低い人ほど高いこともわかった。

つまり、誰でも嘘をつくときには、セルフタッチの頻度は高くなるが、社会的スキルが低い人ほどその傾向が強いのだ。社会的スキルが高い人は、嘘をつくときには手の行動までも意図的にコントロールしているので、セルフタッチはそれほど増えなかったわけだ。

余談になるがこの実験から、嘘を上手につくためには、手の動きにまで十分に注意を払うことが重要であることもわかる。ただし、手に細心の注意を払ってうまくコントロールしたつもりでも、高まったストレスは、発散のために他の手段を探すだろう。

そこで次に、いろいろなしぐさについてもみてみることにしよう。

矛盾したしぐさに現われる「本心」

子どもが嘘をつくと、大人にはすぐにバレてしまう。それは、すぐにもじもじしたり、視線を合わせなかったりして、不安な気持ちがしぐさや行動に現われやすいからだ。また、嘘をつかなくても親に隠しごとがあったりする場面でも同じだ。心が不安定になっているのがすぐにわかる。

心理学の実験でみると、こういうときには、頭から離れた部位ほど、不安定な心が表出されやすいようだ。

たとえば顔の表情など、人に見られる部位というのは、バレないように一生懸命コントロールする。平静を装ったり笑顔を繕ったりする。

しかし、手や足というように、人の目に触れにくい部分には本心が現われやすい。足をぶらぶらさせたり、貧乏ゆすりをしたり、しきりに足を組み替えたりする。女性の場合には、手の指で髪にしきりに触れたり、指いじりをしたり、というしぐさもよく見られる。

このような顔の表情と手の矛盾を巧みに表現したのが、芥川龍之介の『手巾《ハンカチ》』という短編小説だ。

ある日、一人の母親が、息子の死を報告するために、教授のもとを訪れる。その表情はあくまで平静で、顔に微笑さえ浮かべている。だが、教授がふとテーブルの下に目をやったとき、彼女の両手は、ハンカチを引き裂かんばかりに強く握りしめたまま、震え続けていたのである。芥川は、顔と手の鋭い対照を描写することによって、母親の絶望の深さと、それを相手に見せるようなはしたない振舞いはするまい、という、当時の女性の気骨のようなものを見事に表現したのである。

このように、非言語行動どうしで表現の食い違いが起こる場合はよくある。一九五六年にグレゴリー・ベイトソンは、この現象について、詳細な観察をもとに、ダブルバインドセオリー（double bind theory）として理論化した。[13] ダブルバインドとは、先に少し述べたが、二つの異なるメッセージを同時に受け取ることで、板挟みにされてしまうことである。

ベイトソンは、自分の世界に閉じこもり、人に対して無関心、あるいは冷淡で、妄想癖のある精神病質患者のいる家庭には、愛と憎しみ、あるいは愛と恐怖などの二重のメッセージが多く交わされることを指摘している。

たとえば、子どもが親に何かおねだりしたときに、「好きにしていいよ」と言葉で伝えながらも、顔は無表情で冷淡だったりするのである。このような矛盾したメッセージに挟まれて、子どもはどちらを本心と受け取ったらよいのかわからなくなり、拘束されたような状態になってしまう。その繰り返しが統合失調症の原因になると考えたのである。

ベイトソンは言葉と非言語行動との矛盾を指摘して理論を作ったのであるが、前述のように非言語行動どうしの矛盾や食い違いもある。

非言語行動にはいくつかの種類があるが、その中でもスキンシップは本心を偽ることが極めて難しい。嫌いな人とでも笑顔で接することはできる。しかし嫌いな人にわざわざ触らないだろう。万が一嫌いな人に触れなければならない状況になり、相手を触ったとしても、触り方までごまかすのは難しい。ぴったりと手のひら全体で触ることはできないだろう。無意識のうちに指先でしか触らないかもしれない。触れ方には、その人の気持ちがそのままストレートに現われるのである。

とくに手のひらの部分は、感情を表わすという。手のひらは「掌」とも書く。これは「たなごころ」と読まれるが、「てのこころ」が変化したものである。「手に汗を握る」「手のひらを返す」などのように、手が心を表わす慣用句も多い。

自分の身体の動きを客観的にみることで、自分自身が気づいていなかった、心の動きについても、知ることができるのである。

皮膚感覚は鍛えられる

次に、皮膚感覚は自分で鍛えられるか、という点について、みていこう。

もちろん生理的にみると、皮膚には痛覚、圧覚、冷覚、温覚などの感覚があるわけだが、ここでは心理的な「皮膚感覚」について、注目してみたい。

よく、「世の中を皮膚感覚で感じる」という言葉が使われる。理屈や計算で判断するのではなく、そのものに直《じか》に触れたり、その場に身を置いたりすることで、直感で判断するようなことをいう。

世の中にはそのような能力が必要とされる職業とそうでない職業がある。前者は、たとえば絵画や音楽などの芸術家、ワインのソムリエや伝統工芸の職人、発明家、カウンセラーなどの職業である。後者の職業では、理論やマニュアルが重視される。

世の中、計算だけでうまく結果を予測することができれば、誰も苦労はしないだろう。株は必ず儲かり、店を出せば飛ぶように売れる、などという儲け話は、理屈や計算からは生み出されてこないことが多い。ちょっとしたきっかけを見逃さずに、それをチャンスにしたとか、ちょっとしたひらめきで大儲けした、という話の方が多い。

このようなことを可能にする人は、五感を張り巡らせ、つねに皮膚感覚を鍛えているからこそ、計算からは抜け落ちてしまうようなことを敏感にキャッチできるのだろう。

しかしそうかといって、すべてを皮膚感覚に頼るのは危険である。理論家は皮膚感覚が欠けており、皮膚感覚が長《た》けている人は理論に弱いことが多い。だから、たとえば金融機関に勤めているアナリストや、IT産業に従事しているシステムインテグレーターであれば、その専門性を深めるのと同じくらい、商品や商売のリアルな知識を高めたり、消費者のニーズを直に感じたりすることで、皮膚感覚を磨く努力をするべきだろう。

また逆に、営業マンやサービス業、小売業などに従事している人であれば、その業界の現場で皮膚感覚に基づいた経験を深めるのもさることながら、金融理論や経営理論、ＩＴの知識などを勉強するのもよいと思う。

先を読むことができる経営者というのは、共通して卓越した皮膚感覚を備えているといえる。顧客や社会が求めているものを皮膚感覚でも確実に把握しているのだ。自社の属する業界以外のことにも詳しい。

この卓越した皮膚感覚をもつ人は、自分自身への相当な支出を惜しまない。それは単に情報を収集するための支出だけでなく、「身体」を磨くための支出である。

毎朝のジョギングを欠かさなかったり、ヨーガを習ってみたり、週末に山に出かけて違う空気に浸ってみたりする、といったことだ。頭だけでなく身体も同じように鍛える。筋力アップのためではなく、身体感覚、とりわけ皮膚感覚を鍛えるための努力をしているのである。皮膚感覚を自分を守る鎧《よろい》にするのではなく、世の中を感じとるための精度のよいアンテナにしているのだ。

こうした皮膚感覚を磨くためには、ふだんとは違う行動を起こすことが何よりも大切だと思う。休日に、ふだん行くことのない美術館やコンサートにふらりと出かけてみる。あるいは、面倒だと思っても、仕事の現場に赴いてそこにいる人と一緒の空気を吸う。歩いて筋肉を使うことで、皮膚の血流も活発になり、感覚も鋭敏になるだろう。多くの発見や発明が、歩きながら考えているときにひらめいたというのも、周知の事実だ。

もしくはてっとり早く、毎朝、その日の気温と湿度を温湿度計を見ずに当ててみる。その日の天気を、自分の肌の感覚を頼りに予想してみる。このような些細なことで、皮膚感覚は徐々に鍛えられてくる。

まずは、「考える」のではなく「体で感じる」ことなのである。

皮膚の判断は頼りになるもの

前出の神経心理学者のダマシオは、一九九四年、大脳の前頭葉に損傷を受けた人たちの行動や心理状態についての研究をまとめている。(14)

彼らの行動の特徴を心理テストで調べてみると、その論理能力や注意力、記憶力などは、健常な人たちと比べて一切劣るということはなかった。しかし感情はいたって平坦で、無感情であり、意思の決定に困惑するというものだった。このため、一見すると普通なのであるが、日常生活に不都合があり、正規の就業ができなかったりするのだ。

ダマシオによれば、たとえばある状況で将来を予期して行動を選択（意思決定）しなければならないとき、無数にある選択肢から一つを選ぶ作業は、知的判断がなされる前に、直感的にある程度選択肢を狭めることができないと、不可能であるという。

この直感は、その場の状況で感じられる気分や感情に基づくものに他ならない。だから、感情に不全のある前頭葉の損傷者は、日常生活で意思の決定に困難を示すのだ。すべての選択肢を一つ一つ理屈で判断しようとしても、とてもできるものではない。過去の経験をもとにして、あるいは初めて遭遇する状況でも、直感で判断しなければならないのだ。

直感で判断したことというのは、案外正しいものが多い。直感というのは、皮膚や内臓から生み出されてくる感覚なのだと思う。感覚器官としての皮膚、あるいは内臓としての皮膚の感性を磨き、判断や意思の決定の際の、信頼に足る良き僕《しもべ》として、鍛錬するのだ。

前出の博報堂生活総合研究所が十年前に行なった調査をもう一度みてみる。どの五感をはたらかせて商品を購入するか、という消費動向を探るための調査だ。[15]

すると、人数の割合としては、ふだんモノを購入するとき、視覚的な直感をはたらかせている人が圧倒的に多く、逆に最も少ないのが触覚だった。さらに、「五感の中でもし一つを失うとしたら、どれを選ぶか」という質問には、「触覚」の選択人数が最も多かった。

しかし逆に、最も軽んじられている触覚を鋭くすると、それがほかの感覚にも波及して、その感覚を鋭くする、というデータも、同じ博報堂の調査で出ている。そして、触覚が鈍い人は、「触覚は安全に暮らしていくために必要なもの」という程度にしか感じていないのに対して、触覚が鋭い人は「触覚は文化的・創造的な暮らしのために必要である」と感じている。多くの人にとって、五感の中で最も鍛える余地があるのが、触覚だといえよう。

実際、触覚が鋭い人と視覚が鋭い人の特徴はどのように違うだろうか。

視覚が鋭い人の特徴は、「デザインにこだわり」「常にコーディネートにこだわり」「衝動買いが多い」という特徴をもつ。それに対して触覚が鋭い人は、「世の中運よりも努力である」と考え、「シンプルな暮らし方」をしており、また「計画的に買い物をしている」という堅実な性格の人が多い。

これは、視覚優位の人は、モノに触れないで、表面的な好き嫌いで判断することが多いのに対し、触覚の鋭い人は、何にでも触れて確かめないと気がすまない性格から、手間がかかってもゆっくり着実に判断する、という性格の違いが現われているように思われる。

だから、視覚優位の人は、触覚の鋭い人の生き方を参考にしてみること、逆に触覚が優位な人は視覚の鋭い人のライフスタイルを摂り入れてみることで、それぞれ自分の五感の中の「影」となっている感覚に光をあてることができ、それを磨くことが可能になるだろう。

4　なでなでは心を癒す

触れるだけで心拍数が下がる

最後に、スキンシップの持つ「癒し」の効果について、見てみよう。スキンシップは、体の、そして心の痛みを癒すために、たいへん有効であることが、わかるはずだ。

誰でも不安やストレスを感じたとき、人からぎゅっと抱きしめられたり、背中を優しくなでてもらったことで、落ち着きを取り戻した、という経験があるだろう。

もともと不安なときには、人は誰かと触れたいものなのだ。アメリカのスワースモア大学ではこんな実験が行なわれた。

被験者の大学生たちは最初は真っ暗な部屋に連れていかれ、そして次に明るい部屋に連れていかれた。彼らは皆、初対面であったが、真っ暗な部屋では九割以上の学生が互いに触れ合い、約半数は抱き合ってさえいた。しかし、明るい部屋に行ったときに、そのようにした者は皆無であった。明るい部屋では不安がないため触れ合うことはなかったのである。

私たちも、たとえばお化け屋敷や暗い夜道などの不安を感じる場所では、思わず互いに触れ合うことが多い。

これを逆に考えると、不安やストレスを感じている人に触れてあげるだけで、それを癒すことができるというわけである。たとえば病院で看護師が患者に触れると、患者の不安を低下させることができる。実際、次のような実験も行なわれた。手術を前にした患者に、これから行なわれる手術の説明をする際に、患者の手に触れる場合と触れない場合とで、患者の不安の程度を比較したのだ。するとほとんどの患者は、看護師からの身体の接触を肯定的に受け取り、心拍や血圧を下げてリラックスすることができた。

このように、手術を前にした患者に対しては、体に触れることで不安を拭ってあげることが有効である。

これに対してターミナルケア（終末医療）の現場では、患者は目の前に迫った死と直面している。その不安に怯《おび》え、恐怖心と闘っている。そんなときにもやはり、最も意味のあるコミュニケーションは、ただ患者の身体に触れることである。言葉はいらない。ただ手を握ったり、背中をさすってあげるだけでいい。患者は触れられることで共感されていることを感じ、支えられている、励まされている、といったメッセージを受け取っている。

「癒しの手」は、相手の手をじっと握ったり、抱きしめたりする。不安な人を安心させ、落ち込んでいる人を元気づけ、悩める人に共感する。薬のように特異的に作用するのではなく、言葉のようにストレートに作用するわけでもなく、じわじわと体に染み込んでいくような効き方だ。だから「癒しの手」に触れられた人は、その手の温もりが「身に染みる」のである。

問題は解決できなくても、問題に立ち向かう勇気を与え、一人では解決できないことに対して、共に立ち向かおうと支持を与える。生きる力を陰で支えているのだ。

あの有名なマザー・テレサが、捨て子や死を待つばかりの路上生活者を収容し介護しているとき、必ずひとりひとりの赤ん坊に頬ずりし、病める老人の手を両手で温かく包んで語りかけていたのを、記憶している人も多いだろう。人々は彼女のあの深いシワを刻んだ頬に、荒れた手のひらに、どれだけの救いと温もりを感じ、安堵したことだろうか。

自分で触れても癒せない

次に皮膚への刺激がなぜ心を癒すのか、もう少し詳しくみていこう。

一九七四年、生理心理学者のジェームズ・リンチ博士らは、心臓病（冠動脈疾患）の患者の腕に触れて脈をとると、即座に心拍が下がり、そのリズムも安定することを発見した。[16] そしてこの効果は、外傷を負って意識を失い、人工呼吸を受けていた患者にもみられた。意識のない患者でも、看護師が手を握ることで、一分間に三十も心拍が降下したのである。

このように、触れることが、意識のない、あるいは、はっきりしない患者に対してもリラックスさせる効果があるというのは、何を意味しているのだろうか。

この患者はおそらく、触れられることによるメッセージ（「がんばって」など）を言語レベルでは、はっきりとは受け取っていないはずだ。それにもかかわらずリラックスの反応が現われるということは、体そのものが肌の接触に対して反応しているということを証明している。

ここでもう一度、「ジェームズ＝ランゲ説」を思い出していただきたい。身体の末梢で起きたできごとから感情が変わるというあの説である。皮膚への刺激が感情に影響を与えるというあの説は、やはり本当だと思えてくるだろう。

ところで、このように、皮膚への刺激そのものにリラックスの効果があるならば、自分で自分に触れたとしても同様の効果がみられるはずだ。先ほどのセルフタッチについての記述とも重なってくるのだが、自分で触れることによる癒しの効果は、どれほどのものであろうか。

心理学者のヴィンセント・ドレッシャーらは一九八〇年、この問題に答えるため、次の実験を行なった[17]。実験では、他の人が触れる場合と、皮膚への接触刺激そのものの効果を測るためにセルフタッチをする場合とで、心拍に及ぼす影響に違いがあるかを比較した。その結果、他の人に触れてもらう条件でのみ被験者の心拍数は減少することがわかった。

最近、テレビ番組で「人前であがらない方法」を実験で紹介していた。いくつかの方法が紹介されていたが、その中のひとつに、「人に手を揉んでもらう」というのがあった。

これは確かに有効な方法であろう。解剖学的には、手の感覚皮質というのは脳の中でもかなり広い領域を占めている。その手への刺激というのは、脳に直接はたらきかける力が特に大きい。そのうえ、他人に手を揉んでもらうという刺激が加わるので、交感神経が優位の緊張・不安な状態から、興奮を鎮める副交感神経が優位な状態へと変換するのである。

それにしても、自分で刺激を与えることでは、どうして人に触れられるのと同様の効果が期待できないのだろうか。

体への刺激というのは不思議なもので、同じ刺激でも自分で自分を刺激するのと人から刺激されるのでは、感覚がまったく異なるということがある。性的な刺激の場合や、この章のはじめの方で述べた「くすぐったさ」の場合でも、皮膚に加わる刺激自体は同じでも、それを加えるのが自分であるか他人であるかによって、感じ方が違ってくる。残念ながらそのメカニズムは未だ明らかにされていない。

「手当て」で体の痛みとスキンシップの痛みが癒える理由

次に、体の痛みとスキンシップについてみてみよう。

人が体の痛みを感じるときは、実は心理的な要因が大きく関与している。

ビーチャーは、第二次世界大戦中に、野戦病院に運びこまれた兵士の、傷の深さと痛がる程度を、普通の外科病院での手術で同程度の傷を受けた市民が痛がる程度と比較した。[18]すると、ほとんどの兵士は、自分の大きな傷が痛むことを否定したり、傷は小さいから手当ては必要ないと答えていた。一方、市民の多くは、同程度の傷に対してでもひどい痛みを訴え、八割以上の患者が痛みの手当てを求めた。このことから、戦場で必死で戦っている兵士は、痛みをそれほど感じないことがわかる。

交通事故で負傷した人の中にも、事故で気が動転していたり、必死で救助活動をしている間は、痛みに鈍感で、事故の数時間後に初めて痛みを感じる人も多い。

このように、痛みというのはそのときの心理状態が大きく関与している現象であることがわかっている。

また、痛みは、皮膚が接触することによって、感じる程度が変わってくることもわかっている。

「手当て」という言葉からもわかるように、身体の痛みのある部分に手を当てることは、身体が示す自然な反応である。誰でも、腕を怪我したらそこを擦り、お腹が痛いとそこをなでるように、自然にその患部に手を当てているものだ。それが医療の原点なのだ。

看護にしても、「看」の字を見るとわかるように、「手」が含まれている。本来「看」は「手をかざしてよく見る」という意味で、患者の身体と心の隅々まで手で触れてよく見るということだ。

身近なイヌやネコが、傷を負ったり痛みのある部位を舐めたりしているのも、よく目にするだろう。これは、傷口を唾液で消毒しているだけでなく、舐めて別の刺激を加えることによって痛みが和らぐことを本能的に知っているからだ。

それではなぜ、痛みのある部位をなでたり擦ったりすると痛みが和らぐのだろうか。

皮膚への刺激が痛みを和らげる現象について総括した理論を考え出したのが、心理学者の

資料3-6　痛みのゲートコントロール理論
（メルザックとウォール［1986］を基に作成）

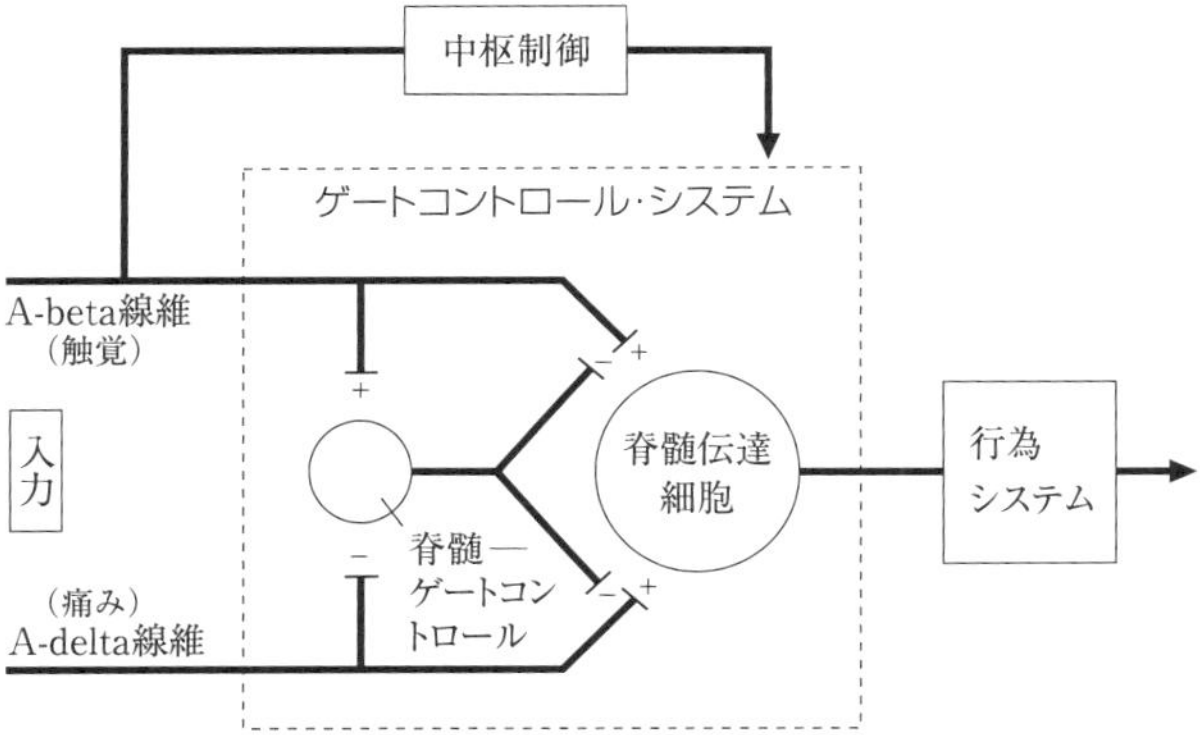

メルザックと解剖学者のウォールだ[19]（一九八六年）。彼らは指圧やマッサージをしたり、皮膚をなでたりして皮膚に圧をかけることで、なぜ痛みが和らぐのかを明らかにし、これを「ゲートコントロール理論」として発表した。

そのメカニズムは次のとおりである。

痛みを感じ、それが脊髄の神経を伝わり脳に到達するまでの間にはゲートがあり、ゲートが開かれているか閉じているかによって、感じる痛みの程度が異なる（資料3-6参照）。神経には触覚や圧覚を伝える太い線維（A-beta線維）と、痛みを伝える細い線維（A-delta線維）とがあり、これらに伝わる信号の相対的な強さの関係で痛みは決まるのである。触覚をつかさどるA-beta線維は、A-delta線維よりも速く信号を伝えて、痛みより先に脳に達するため、A-beta線維を刺激すると、痛みを伝えるゲートを閉めるはたらきをするのである。こうして、痛みのある部位をなでたり圧を加えることで痛みは和らぐのである。

誰でもつい、体の痛みのある部位に手を当ててしまうのには、このような理由があったわけだ。さらに、これを人にしてもらうと、不安やストレスを癒す効果もあるため、痛みを感じる程度はさらに軽くなるようだ。

子どもが怪我をしたりして痛がるとき、その部位に手を当ててやると、あまり痛がらなくなる。また、よく、「いたいのいたいのとんでけー」とやる。これは子どもの不安を心理的に拭っているのと同時に、注意を逸《そ》らすといったプラシーボ効果（偽薬効果）をうまく利用したものだ。

まず、傷口に手を当ててなでてやると、「痛みのゲートコントロール理論」によって、痛みは軽減する。さらに「とんでけー」とやって、痛みを体の外に取り出す動作をすると、本当にそうなったような錯覚を起こし、痛みの程度がまた軽減する。こうすることによって、痛さによるつらい気持ちを、かなり減らしてあげることができるだろう。

PTSDにも有効なマッサージ

もう一つの痛みである、心の痛みについてみていこう。

心の痛み、あるいは傷として起こる代表的な心の病は、PTSD（Post-traumatic Stress Disorder：心的外傷後ストレス障害）である。これは、普段体験しないような大災害や事故を経験したあとに、過度の覚醒をしたり、嫌な体験を頭の中で追体験してしまう、といった症状が現われる病気だ。

一九九二年のことであるが、マイアミ地方を「アンドリュー」というハリケーンが襲い、多くの子どもたちがその恐怖からPTSDの症状を呈しはじめた。

そこで第1章でも紹介した、タッチケアの創始者であるマイアミ大学のフィールド博士らは、次の研究を行なった[20]。彼女は病院にきた子どもたちを二つのグループに分けた。一つのグループには一カ月の間、週に二度ずつマッサージを施し、もう一つのグループにはリラックスのためのビデオを同じ時間見せた。

一カ月後に子どもたちの症状を比べてみると、マッサージを受けたグループでは、PTSDの症状も抑うつも非常に軽くなっていたのだが、ビデオを見せたグループでは、症状は軽減していなかった。

この結果について、フィールド博士は、このような衝撃的なできごとで心に傷を負ったときというのは、子どもは身体的な愛情を普段より強く求めるのであり、マッサージはその欲求を十分に満たしてあげることができる、と述べている。そして同じ傾向は、子どもばかりでなく大人でもみられるそうだ。

さらにフィールド博士は同じようなマッサージを、虐待を受けた子どもにもやってみた。今度は、やはり絵本を読んであげたグループと比べてみた。

すると、絵本グループよりもマッサージグループは、睡眠時間が長くなり注意力が増し、抑うつは軽くなっていた。マッサージによって心の痛みが癒された証拠だろう。

実際、子どもは幼稚園や保育園などで友達とけんかをしたり、嫌なことがあったりすると、母親の膝に乗ってきたり布団に入ってきたりして、スキンシップを求めることがよくある。そのような行動は、子どもが心に何か痛みやストレスを抱えているというサインなのである。このようなときは、十分にスキンシップをして取り除いてやらなければいけない。

大人でも、普段あまり触れてこない夫が、急に妻にべたべたと触れてくるようなことがあったら、要注意だ。仕事でなにか失敗したり、上司に叱られたりして、心に傷を負っている可能性が高い。

こういうときは、夫の肩をもんであげたり、ツボを押してあげたり、お互いにマッサージをしたりして、心のバランスを回復させてあげるといいだろう。

あとがき

昨年、拙著『愛撫・人の心に触れる力』（ＮＨＫブックス）を出版してから、予想以上の読者の反響やマスコミ関係者からの取材を受けたことに、我ながら驚嘆しました。スキンシップの大切さ、という一見平凡なテーマでありながら、その欲求を満たされない歯がゆい思いを多くの人が抱いていたからに他ならないでしょう。

本書は前著に引き続き、さらに新たなデータに基づいて皮膚論を深く突っ込んで書いてみました。現在の日本は、かつて経験したことがないほど閉塞感が蔓延し、将来への希望がもてない時代です。しかも携帯電話やインターネットなど、コミュニケーションのヴァーチャル化が進行し、人と人の絆が希薄化しています。その弊害もさまざまなところに現われています。このような時代こそ、人と人との密度の濃い触れ合いによって、互いに癒し、励まし、共感する、という原始的なコミュニケーションを復活させるときだと思うのです。

学校でイジメに遭ったとき、それまでに親や養育者からどれだけ抱きしめてもらってきたか、ということが、人間不信や自信喪失に陥るのを最後のところで防いでくれるかどうかの切り札になるのです。仕事で行き詰まって八方塞がりになったとき、リストラの憂き目に遭ったとき、妻に肩を抱いてもらったり背中をなでてもらうことで、どれだけ楽になることでしょう。末期のガンに侵されて、人生の希望を見失ったターミナルケアの現場で、看護師からしっかりと手を握られることで、どんなに不安が和らぐことでしょう。

著者自身も、思春期に人間関係に悩んだ時期がありました。人との間に「心の壁」を作って、自分の殻に引きこもってしまったのです。そのときは人と関わらない気楽さよりも、孤独感や自己嫌悪感に苛《さいな》まれていました。何とか自分を変えたい、脱皮したい、と強く思っていました。

大学生になって環境が大きく変わるのを機に、自分を変えようと決心しました。目的もなくアメリカに渡って一カ月間、一人旅をしました。そのとき多くの気さくなアメリカ人たちと（半ば強制的にですが）ハグをし、握手をし、触れ合うことで、「触れる」ことによって心に感じるものの大きさや重さのようなものを実感しました。親密な人間関係を築くことの素晴らしさを、肌を通して味わったのです。帰国したときには「心の壁」も半分は崩れていました。

あと半分が崩れたのも、やはり「触れる」ことがきっかけでした。あるボディ・ワークのワークショップに一年間通っていたときのことです。そのワークショップは、初対面の人がマッサージなどを通して触れ合うことで、心身の癒しを得ることを主眼とするもので、多くの人が参加していました。最初は著者自身も触れることにまだ抵抗があったのですが、徐々に「触れ - 触れられる」うちに、抵抗はすっかりなくなり、一年も経つと誰とでも気軽に交流できるようになったのです。このとき、人と実際に「触れ - 触れられる」という行為がなかったならば、人と心を交流させることにまだ困難が残っていたに違いありません。

さてこの本を執筆中に、子どもに恵まれました。本書の中で繰り返し強調してきた「触れる」ことの重要性ですが、実際にやってみるとなかなかたいへんです。特に「抱き癖は気にせず、抱っこしてあげるべきなのだ」、と強調しているにもかかわらず、時を問わず「抱っこ、抱っこ」とせがむ娘を見ていると、親の方が参ってしまうようなときもあります。「最初から抱かないでも眠れるようにさせるべきだったか」、などと考え込んでしまうこともありますが、娘の将来のためにもできるだけがんばって触れてやりたいと思っています。

将来にわたる効果はまだ出てきませんが、即効性の効果は多々感じています。たとえば親の方にも、娘を抱くことで、愛しいという感情がむくむくと芽生えてきたり、柔らかい肌に触れることで、大切に育てようという気持ちで心が一杯になるのです。もしあまり抱くことなく育てたとしたら、他の世話もそれなりに心がこもらず、距離をおいて接していたに違いありません。娘はまだ生後一カ月あまりですが、肌の接触を求めるこれほどまでに強い欲求があることに、改めて驚かされています。時間にすると、ミルクを欲しがるのと同じかそれ以上に、肌の接触を求めてきます。それほど強い肌の欲求をもって生まれてくるのが人間です。生涯にわたって、誰からも温かく触れられ愛される人に育ってほしいと願う次第です。

さてこの本は、多くの方々のお力添えがなければ決してこの世に出ることはなかったといっても過言ではありません。早稲田大学名誉教授の春木豊先生は、「人間の心は身体を含めた全体として考えなければいけない」といった考え方や、「心のあり方は本質的に身体の動きに依拠しているのだ」、という斬新な視点を教えてくださいました。先生の創始された身体心理学のますますの発展を願ってやみません。また早稲田大学の根ヶ山光一先生からは、くすぐり遊びやタッチケアの共同研究を通じて、発達行動学の奥深い世界を垣間見せていただきました。最後に、この本を執筆する機会を与えてくださった、光文社新書編集部の古谷俊勝さんと、最後まで編集の労をとってくださった草薙麻友子さんにもこの場をかりて感謝申し上げます。

引用・参考文献

プロローグ

1 佐々木正人［1987］『からだ――認識の原点』東京大学出版会

2 James, W［1884］“What is emotion?” Mind, 19, 188-205.

3 Lange, C.G.［1992］“The emotions.” Baltimore: Williams & Wilkins.（Originally published in 1885）

4 Cannon, W.B.［1927］“The James-Lange theory of emotion: A critical examination and an alternative theory.” American Journal of Psychology, 39, 106-124.

5 A・ダマシオ［2000］田中三彦（訳）『生存する脳――心と脳と身体の神秘』講談社（Originally published in 1994）

6 西原克成［2002］『内臓が生みだす心』日本放送出版協会

7 汐見稔幸［2002］『親がキレない子育て』サンマーク出版

第1章

1 D・アンジュー［1993］福田素子（訳）『皮膚‐自我』言叢社（Originally published in 1985）

2 Watson, J.B.［1928］“Psychology from the standpoint of a behaviourist.” Philadelphia:

Lippincott.
3 Prescott, J.W.,& Wallace, D. ［1976］Developmental sociobiology and the origins of aggressive behavior. Paper presented at the 21st International Congress of Psychology, July 18-25, Paris.
4 三砂ちづる［2003］「女性の身体の知恵の伝承について考える」公開シンポジウムとワークショップ報告書
5 M・D・S・エインスワース［1983］依田　明（監訳）『アタッチメント――情緒と対人関係の発達』金子書房（Originally published in 1980）
6 Shaver, P., & Hazan, C. ［1985］Love as attachment in Perman & Jones(eds.) Advances in personal relationships, vol.4. Jessical Kingsley Publishers.
7 Hazan, C., & Shaver,P. ［1987］Romantic love conceptualized as an attachment process. Journal of Personality and Social Psychology, 52, 511-524.
8 D・カッツ［2003］東山篤規・岩切絹代（訳）『触覚の世界　実験現象学の地平』新曜社（Originally published in 1995）
9 Schanberg, S. ［1995］The genetic basis for touch effects. In Field, T.M.(ed.), Touch in Early Development, 67-79
10 Watanuki, S., & Mitarai,S. ［1999］Effects of tactile stimulation of underwear on the autonomic nervous activity. Recent Advances in Physiological Anthropology. Sato, M. (eds), Kyushu Univ. Press, Fukuoka, pp.97-101.

11 Field, T.M., Grizzle, N., Scafidi, F., & Schanberg, S.［1996］Massage and relaxation therapie's effects on depressed adolescent mothers. Adolescence, 31, 903-911.

12 山口創・山本晴義・春木豊［2000］「両親から受けた身体接触と心理的不適応との関連」『健康心理学研究』13, 19-28.

13 山口創［2003］「乳幼児期における母子の身体接触が将来の攻撃性に及ぼす影響」『健康心理学研究』16, 60-67.

14 Prescott, J.W.,& Wallace, D.［1976］同前

15 正高信男［2001］『子どもはことばをからだで覚える』中央公論新社

16 森昭雄［2001］『ゲーム脳の恐怖』日本放送出版協会

第2章

1 中里至正・松井洋［1997］『異質な日本の若者たち』ブレーン出版

2 N・アイゼンバーグ、P・マッセン［1991］菊池章夫・二宮克美（訳）『思いやり行動の発達心理』金子書房（Originally published in 1980）

3 内藤哲雄［1979］「対人機制としての同化行動に関する実験的研究（Ⅱ）」『心理学研究』50, 279-282.

4 H・ワロン［1983］浜田寿美男（訳）『身体・自我・社会』ミネルヴァ書房（Originally published in 1965）

5 浜田寿美男［2002］『身体から表象へ』ミネルヴァ書房
6 Lowen, A.［1975］Bioenergetics. New York: Penguin.
7 C・シルヴィア、W・ノヴァック　飛田野裕子（訳）［1998］『記憶する心臓——ある心臓移植患者の手記』角川書店（Originally published in 1990）

第3章

1 Eisenberg, A., Heidi, E.M., & Sandee, H.［1994］What to expect the first year. New York: Workman Publishing.
2 Weiskrantz, L., Elliott, J., Darlington, C.［1971］Preliminary observations on tickling oneself. Nature, 230, 598-599.
3 根ヶ山光一・山口創［2004］「くすぐり行動の発達について」
4 山口創［2003］「くすぐり遊びと親の養育態度の関連について」『第67回日本心理学会大会発表論文集』
5 菅野幸恵［2001］「母親が子どもをイヤになること」『発達心理学研究』12.
6 鈴木晶夫・春木豊［1989］「対人接触に関する試験的研究」『早稲田心理学年報』21, 93-98.
7 Harlow, H.F.［1958］The nature of love. American Psychologist , 13, 673-685.
8 Heslin, R., Nguyen, T.D.［1983］Meaning of touch: The case of touch from a stranger or same sex person. Journal of Nonverbal Behavior, 7, 147-157.

9 アーチャー・D　工藤力・市村英次（訳）［1988］『ボディ・ランゲージ解読法』誠信書房 (Originally published in 1980)
10 博報堂生活総合研究所［1994］『「五感」の時代――視・聴・嗅・味・触の消費社会学』プレジデント社
11 Nguyen, M., Heslin, R., & Nguen, T.D.［1976］The meaning of touch: sex and marital status differences. Representative Research in Social Psychology, 7, 13-18.
12 Goldberg, S., & Rosenthal, R.［1986］Self-touching behavior in the job interview: Antecedent and consequences. Journal of Nonverbal Behavior, 10, 65-80.
13 Bateson, G., Jackson, D., Haley, J.E., Weakland, J.［1956］Toward a theory of Schizophrenia. Behavioral Science, 1.
14 Damasio, A.［1994］同前
15 博報堂生活総合研究所［1994］同前
16 Lynch, J.J., Thomas, S.A., Mills, M.E., Malinow, K., & Katcher, A.H.［1974］The effects of human contact on cardiac arrhythmia in coronary care patients. Journal of Nervous and Mental Disease, 158, 88-99.
17 Drescher, V., Gantt, W.H., & Whitehead, W.E.［1980］Heart rate response to touch. Psychosomatic Medicine, 42, 559-565.
18 Beecher, H.K.［1959］Measurement of subjective responses. New York: Oxford University

Press.
19 R・メルザック、P・D・ウォール［1986］『痛みへの挑戦』誠信書房
20 Field, T.M., Seligman, S., Scafidi, F., & Schanberg, S.［1996］Alleviating post-traumatic stress in children following Hurricane Andrew. Journal of Applied Developmental Psychology, 17, 37-50.

山口創（やまぐちはじめ）

1967年、静岡県生まれ。早稲田大学大学院人間科学研究科博士課程修了。専攻は、臨床心理学・身体心理学。現在、桜美林大学リベラルアーツ学群教授。臨床発達心理士。著書に『愛撫・人の心に触れる力』（NHKブックス）、『からだとこころのコリをほぐそう』『よくわかる臨床心理学』（以上、川島書店）、『皮膚感覚の不思議』（講談社ブルーバックス）、『手の治癒力』『人は皮膚から癒される』（以上、草思社）、『幸せになる脳はだっこで育つ。』（廣済堂出版）など多数。

y-hajime@obirin.ac.jp

子供《こども》の「脳《のう》」は肌《はだ》にある

2004年4月20日初版1刷発行
2024年10月5日　19刷発行

著者 ―― 山口　創
発行者 ―― 三宅貴久
装幀 ―― アラン・チャン
印刷所 ―― 堀内印刷
製本所 ―― ナショナル製本
発行所 ―― 株式会社光文社
東京都文京区音羽1-16-6（〒112-8011）
https://www.kobunsha.com/
電話 ―― 編集部03（5395）8289　書籍販売部03（5395）8116
制作部03（5395）8125
メール ―― sinsyo@kobunsha.com

ISBN 978-4-334-03245-6

光文社新書

145 子供の「脳」は肌にある
山口創
「心」はどう育てたらよいのか――。どんな親でも抱く思いに、身体心理学者が最新の皮膚論を駆使して答える。子供の「心」をつかさどる脳に最も近いのは、じつは肌であった。

201 発達障害かもしれない
見た目は普通の、ちょっと変わった子
磯部潮
脳の機能障害として注目を集める高機能自閉症やアスペルガー症候群を中心に、発達障害の基礎知識とその心の世界を、第一線の精神科医が、患者・親の立場に立って解説する。

337 問題は、躁《そう》なんです
正常と異常のあいだ
春日武彦
〝国民病〟の「うつ」と比べて、知られざる「躁」。たとえばそれは常識では理解し難い奇妙な言動や、不可解な事件の裏に潜む。その奥深い世界を、初めて解き明かした一般書。

398 精神障害者をどう裁くか
岩波明
なぜ「心神喪失」犯罪者たちは、すぐに社会に戻ってしまうのか。なぜ刑務所は、精神障害者であふれるようになったのか。日本における司法・医療・福祉システムの問題点を暴く。

404 日本の子どもの自尊感情はなぜ低いのか
児童精神科医の現場報告
古荘純一
主観的な幸福度が世界最低レベルの日本の子どもたち。何が子どもたちから自信や心の居場所を奪っているのか。QOL調査結果を元に診療や学校現場の豊富な事例を交え考察する。

414 子どもの将来は「寝室」で決まる
篠田有子
親離れ・子離れ、きょうだいの確執、セックスレス…。寝室は愛や嫉妬が満ちている。その5000件の調査を基に家族の悩みを解決！　知能・感性を伸ばす「寝かたの法則」とは？

446 離婚で壊れる子どもたち
心理臨床家からの警告
棚瀬一代
三組に一組が離婚に至る現在、乳幼児を抱えての離婚も急増している。両親の葛藤や子の奪い合いに巻き込まれた子どもたちは何に苦しみどう発達していくのか。その現状と解決策。